文成天縱

中醫古籍稀見稿抄本輯刊

ZHONGYI GUJI XIJIAN GAO-CHAOBEN JIKAN

李鴻濤　主編

5

廣西師范大學出版社
GUANGXI NORMAL UNIVERSITY PRESS
·桂林·

第五册目録

本草綱目拾遺十二卷首一卷

（卷首、卷一至七）

〔清〕趙學敏輯　〔清〕姚覲元校

稿本

本草綱目拾遺十二卷首一卷

本書爲《本草綱目拾遺》的校勘稿本。《本草綱目拾遺》爲清代醫學家趙學敏編著，成書於乾隆三十年（一七六五），時距《本草綱目》刊行已近兩百年。趙學敏（約一七一九—一八〇五），字恕軒，號依吉（一説字依吉，號恕軒），錢塘（今浙江杭州）人，清代著名醫學家。姚覲元，字彦侍，歸安（今浙江湖州）人，清代學者、目録學家、藏書家。本書以補訂《本草綱目》爲目的，共十二卷，載藥九百二十一種。本書除了補《本草綱目》之遺，又對《本草綱目》所載藥物備而不詳之處加以補充，錯誤之處予以訂正。其中《本草綱目》未收載的藥物有七百一十六種，包含了不少民間藥材及一些外來藥品。此本可貴之處在於經過姚覲元校勘，有姚氏朱文批點及校語，抄寫工整，書品極佳。本書儘管現存版本甚多，但此稿本爲清姚覲元所校，故其版本校勘價值遠勝於一般抄本及刊本。

利濟十二種總序

先君子昔艱於嗣嘗至京口遇異人云汝君相無後若行利濟事可得子及總鹾下砂時海溢淹斃者不下數十萬先君悉爲設法撈埋秋疫癘繼作又爲延醫捐俸合藥以療疾賴生者數萬人更詳創築塘當事轉題得奉俞旨允行時各場皆被潮災舉轅借寇自下砂石堰龍頭鳴鶴等凡七邑皆一身董其事塘成名曰利濟是年秋潮驟至近無害後由永春司馬宰武溪甫生予昆季二人乳字之曰利濟退居之日用以楹其軒此利濟所由昉也先君嘗欲以一子業儒一子業醫故楷弟自幼于讀經書外課以靈素難經及傷寒論諸書

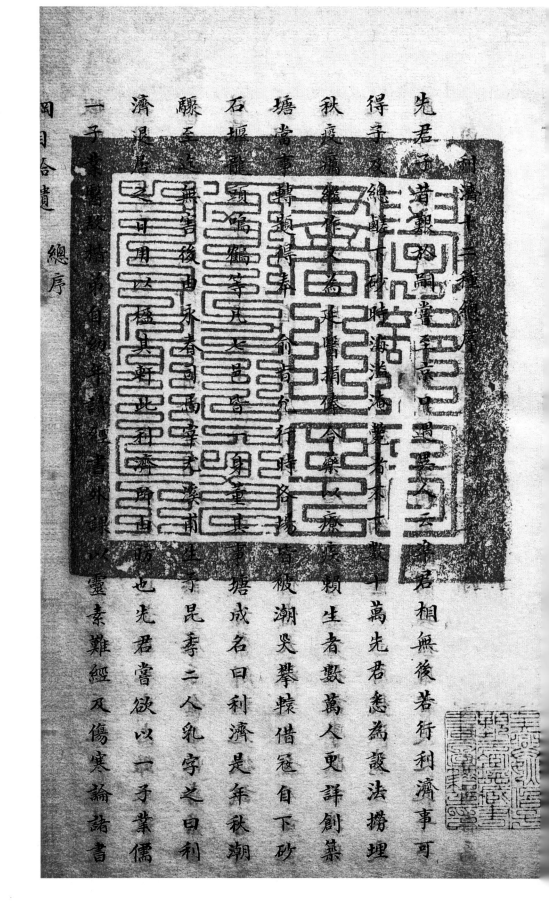

暇時復命點畫銅人圖以嬉戲貯甲乙卷於養素園區地一畦爲栽藥圃予弟兄春秋輒寢食其中令弟銳意岐黄用承先志雖未敢自信出以應世然親串有請診者聞服其藥無不應手愈居恒喜著書所纂有百草鏡八卷救生苦海百卷皆言中肯綮解洞元微誠有裨於斯道者不淺予自愧譾庸蹄涔勺水曾何當大雅之目者乃亦欲爲瓦釜鳴耶噫自髫齡性好博覽凡星歷醫卜方技諸學間亦涉獵之意有所得即欣欣忘倦抄撮成帙納之篋久而所積溢簏外束庋閣上纍纍幾千卷近亦稍自厭棄閒歲檢閱其無用者焚之此十二種內祝由串雅二稿已丑春已取授之鋟時因小輩攫去乃姑存焉

自甲戌歲始成醫林集腋從隣人黃敗翁閱所藏醫書萬餘家參以舊存江閩秘本集其屢驗者名之曰腋見精選之非易也戚好中有以驗方見示及游𨻶所得歷年類增為傳信方乙亥春湖南汪子師儆予舍居見其案頭有祝由本汪君用之素驗暇日因借錄一通後又得張氏本及儒門事親萬薛二家抄採擇試之刪其妄而存其效且便於行者以為山居一時不能備藥石之助作祝由錄驗予素有書癖日不給焚膏繼之恐堂上呵禁嘗篝燈帷中藏書夜觀煤積翠帷皆黑丙子秋予患目疾幾廢息視不啟者六月乃愈因作囊露集載瑤函銀海龍木論明鏡箋有謂過之以囊露名者蓋取囊柏葉露

可治目意宗子柏雲挾華扁術行遊名都戊寅航海從中山歸相濶
已八載矣投刺來謁予時讀禮家居館之三月間與談有關其謬處
柏雲故虛懷士頗以余言為然慷慨出其歷遊方術頂串諸法合予
養素園簡驗方本彙編之串而曰雅知非江湖俗技之末也鏡水居
士隱元上人皆擅點茆法素與何竹里善庚辰予讀書西山寺回峯
精舍適竹里避暑至與之結河朔飲曾一面焉因得聞制伏鼎火諸
說予用其法於諸科升降藥中體不耗而功倍捷因集古來升降諸
方參以製法為秘要一書而以藥性之奇制者為元解以見本草之
用為最廣昔高廉有珍異藥品而搜奇未全瀕湖著本草綱目而後

出未補悉為續之一曰奇藥備考一曰綱目拾遺均各有義例焉夫本草之成書自神農本經桐君藥錄而下繼作者不下數十家固無予不備矣然所重在藥性則論性者多考其眞偽若何其辨地産各別如地黄有三才之判天冬有五嶽之分縱李氏以畧言之而究之風俗異宜古今殊轍百餘年來未有不轉易者況乎婆奶公鬚名隨俗改丹經媚帖藝以途分茍隱僻或謝未知將名稱亦云素昧予有不為所竊笑者幾希因作本草話花藥小名録至于攝閒覽為導引却病之方坎離栽接之說何取哉嗟乎學期適用醫可通元殊慚襪線之材敢謝金針之秘用是述其緣起贅于簡端他日倘能將靈素

脉經傷寒有見解處為著醫論續增十種合吾弟所著二書并梓之為利濟後集斯予之志也夫庚寅春仲上浣六日恕軒趙學敏序

利濟十二種全目

醫林集腋十六卷

祝由錄驗四卷

本草話三十二卷

花藥小名錄四卷

攝生閒覽四卷

奇藥備考六卷

通計一百卷

養素園傳信方六卷

囊露集四卷

串雅八卷

升降秘要二卷

藥性元解四卷

本草綱目拾遺十卷

本草綱目拾遺小序

客有問於予曰聞子有綱目拾遺之作乎予曰然客曰瀕湖博極羣書囊括百代徵文考獻自子史迄稗乘悉詳採以成一家之言且其時不惜工費延天下醫流遍詢土俗遠窮僻壤之產險探山麓之華如癸辛雜識載押不蘆輟耕錄載木乃伊瀕湖尚皆取之亦有何遺之拾歟予所爲不幾指之駢疣之贅歟余曰唯唯否否夫瀕湖之書誠博矣然物生既久則種類愈繁俗尚好奇則珍尤畢集故丁藤陳藥不見本經吉利寄奴惟傳後代禽蟲大備于思邈湯液復補于海藏非有繼者誰能宏其用也如石斛一也今產霍山者則形小而味

甘白术一也今出於潛者則根斑而力大此皆近所變產此而不書過時罔識將何別于百粵記中之產元黃基治腫毒孫公談圃之用水梅花治痢疾後且莫知為何物安辨其色味哉矧夫烟草述于景岳燕窩訂于石頑閱繆氏經疏一編知簡誤實為李氏之功臣則予拾遺之作又何有續脛重跖之虞乎客應曰可則命予弁斯言于首以為序

乾隆乙酉八月錢塘趙學敏恕軒氏題於雙硯草堂

凡例

一是書專爲拾李氏之遺而作凡綱目已登者或治療有未備根實有未詳仍爲補之

一藥目本有次第綱目分類自不得不繁茲概從簡以爲例

一用藥取其便也珍貴罕見之物奚取焉然以天地間怪奇神異何所蔑有偶遇其物而莫能名何如備其說之猶可考也載之以助

一博物者用

一拙集雖手博收而選錄尤慎其中有得之書史方志者有得之世醫先達者必審其確驗方載入并附其名以傳信若稍涉疑義即

棄勿登如銀汗釘霜雞丹蜂溺雲根石雄黃油之類不乏傳方俱難責效有似此者槩從删削寧蹈缺畧之譏不爲輕信所悮

一草藥爲類最廣諸家所傳亦不一其說予終未敢深信百草鏡中收之最詳茲集間登一二者以曾種園中試騐故載之否則寧從其畧不敢欺世也

一綱目無藤部以藤歸蔓類不知木本爲藤草本爲蔓不容牽混茲則另分藤蔓部綱目無花部以花附于各種本條然其中有錄其根葉皮棄其花者或僅入其花名又無主治者因爲另立花部其枝梗有補遺者亦附其後如梅花附梅梗之類可以例推

一綱目中有僅列其名無主治者如梅花龍涎悉為錄念增入有考核未詳者他日擬作代用本草將宇宙間可入藥之物未經前人收採者合之另為一書以俟博訪於後之君子

一綱目有悞分者有悞合者如草部既列鴨跖草專條何于離草內又列耳環草豈以其有碧蟬兒花之名悞分也不知碧蟬花即鴨跖草又於長生草下附紅茂草引庚辛玉冊之通泉草為註此乃因通泉草亦有長生草之名而悞合也殊不知通泉草乃蒲公英之別名似此舛錯不勝指數至于貝母不分川象大棗不分南北

一以致功用相歧傳誤匪淺則悉為補正其缺

一人部綱目收載不少如爪甲代刀天靈殺鬼言之詳矣玆求其遺必於隱怪殘賊中搜羅之非云濟世實以啟奸夫殺物救人尚干天怒況用人以療人乎故有謂童腦可以生勢交骨可以迷䰟真羅剎修羅道耳噫孫思邈且自誤矣老神仙吾何取哉今特删之而附其所删之意於此

一是錄選輯之初於目下分註增品補治二字爲别凡綱目未載則爲增綱目已載治法未備則爲補庚子春復加校訂于補治什去八九蓋常用者主治自紛綱目采載亦夥毋庸再補惟綱目所收

一罕用之物而主治寥寥仍爲補治不删品類無多亦不必目下分

識故槩削之

一綱目中大目為綱細目為目有釋名集解以考名稱形狀氣味主治以別寒熱功用發明以著其效正誤以定其訛修治以和其性且主治未備則有附方物質相同則有附錄亦可謂詳盡矣然其例亦有不一者若土當歸乃荷包牡丹之根而無釋名集解鐵線草金絲草有集解而不言形狀水仙花甘鍋泥非難得之物而氣味不載既列修治而諸石中獨罕見其法既無主治則不應入藥而海獺猾髓並錄不遺尋常之味每多發明珍貴之倫未獲一解可見前人用心多持矜慎予成書既簡一切繁例從芟其藥品采

綱目拾遺

自陳編在古人原載氣味形狀或一物數名者統為直敘不另分細目有得之傳聞或舊本不載名解氣味者亦不妄添臆說間有一得則為附註于後以就証方家倘蒙同志之助為一一指訂舛譌更當永誌不朽

正誤

瀕湖作綱目於各條下有本經者先引本經次列他書土部石鹹一條列作補遺不知神農本經鹵鹼有專條而不列入據本經逢原云鹵鹼即石鹼也

張石頑云樸硝硝石本經所言後人互錯五藏積熱等症乃熱邪固積非硝石所能滌除而化七十二種石又豈樸硝所能勝此二條向來互簡瀕湖不察亦仍其誤且于硝石發明下引土宿本草硝石能化七十二石以別錄此文列於樸硝下為誤何以于本經又仍其錯簡耶

硇砂有二種一種鹽硇出西戎狀如鹽塊得濕即化為水或滲失一種番硇出西藏有五色以大紅者為上質如石並無鹵氣瀕湖所引皆鹽硇也其藏硇能化血肉為水雖煅煉亦不可服

山慈姑處州人以白花者良形狀絕似石蒜瀕湖于山慈姑集解下註云冬月生葉二月枯即抽莖開花有紅黃白三色于石蒜集解下註春初生葉七月苗枯抽莖開花紅色又一種四五月抽莖開花黃白色予昔館平湖仙塘寺沈道人從遂安來帶有慈姑花一盆親見之其花白色儼如石蒜花據云彼土人言無紅黃花者其花開于三月而張石頑本經逢原慈姑下註云開花于九月則是

以石蒜為慈姑矣瀕湖于慈姑條下附方引孫天仁集效方用紅燈籠草此乃紅姑娘草專治咽喉口齒瀕湖所收酸漿草是忍不列彼而列此豈以慈姑又名鬼燈檠而誤之耶夫慈姑雖解毒不入咽喉口齒何得混入又引奇效方吐風痰用金燈籠根不知有蒜亦名金燈花山慈姑根食之不吐石蒜根食之令人吐則奇效方所用乃石蒜非慈姑也瀕湖且兩誤矣

草藥有金鎖匙俗呼金鎖銀開乃藤本蔓延之小草也土人取以療喉症極驗又云烏蹄草非馬蹄細辛也馬蹄細辛則杜衡瀕湖于杜衡條下附方引急救方中之金鎖匙認為杜衡誤矣

綱目拾遺

蘭草有數種瀕湖綱目雖有正誤尚未明晰其釋名亦多淆混悉為註之澤蘭今人呼為奶孩兒者是也此草方莖紫花枝根皆香人家多植之婦女暑月以插髮入藥入血分省頭草葉細碎如瓦松開黃花氣微香生江塘沙岸旁暑月土人採之入市貨賣婦人亦市以插髮云可除膩垢未見有入藥用者又有香草葉如薄荷而小香氣亦與薄荷迥別五六月閩人買以煎黃魚云可殺腥代葱此即所謂羅勒者是也又有孩兒菊葉如山馬蘭而長近皆以此作澤蘭用入藥云可治血此四種皆香草惟奶孩兒草香尤峻烈瀕湖綱目蘭草釋名下概以省頭草孩兒菊混列一類殊欠分晰

至其集解所詳形狀則又以孩兒菊為澤蘭附方中則又認省頭草為蘭草皆非確實也又以羅勒入菜部謂即澤蘭而張璐王逢原云羅勒與蘭香各別張係長洲人其俗每食必用香草其說自有據當可從也

凡藥有天生有人造瀕湖綱目遇有人功製造者輒備其法亦可云博採無遺矣獨于草烏條附射罔既列其主治又用而不備其製造之法僅于集解下列大明一說又不詳細予因考而補之以全瀕湖之苦心也按白猿經造射罔膏法用新鮮草烏一二斗洗去土用籮盛將脚踹去黑皮以肉白為度搗碎用布濾去榨出汁以

乾為度去渣將磁盆盛汁盆下有粉去粉不用總要澄出清汁如
有十碗用四碗入鍋煎一滾起沫用蕉片刮去沫傾入磁碗內再
將六碗生汁入前煎熟汁內一順攪勻露一宿明早取澄清汁散
分于碗內澄去渣量汁多寡以碗大小盛之放日中晒至午時又
割去渣脚再晒至晚取澄清汁用薄綿紙鋪罩內濾去渣第二日
第三日如前晒法每日晒時用竹片從碗底順攪晒用此法不致
上熟下生至第四日晚濾稠藥存留弗去另用碗盛露一宿取澄
清汁底下存硬稠者不用第五日入前汁一總晒晒至六七日各
碗漸少以汁多寡減去餘碗再分各碗晒時觀看碗口上起黑沙

點子面如結氷有五色雲象其色紅黑如香油樣總歸磁盆內放淨處陰四五日再用磚砌一爐高二尺周圍大可用藥盆內放爐中心離地上一尺五寸用木物架爐于上爐上空五寸用布物蓋于藥盆之上不致烟透走爐旁取一火門如鵝卵大從地起高三寸外用炭火十數塊并梘槭柴俗云湅漆又用皂角花椒同燒烟令烟入火門內熏藥盆熱藥面上結成氷是火候到矣約一熏一時之候其結氷要厚再看氷厚則除火取藥出令冷收入磁瓶內封固聽用如冬天寒冷用絮物包放煖處勿令湅損如夏天熱時放于清涼之處以免潮壞如冬湅損夏潮壞出沫用磁盆盛如前法

正誤

爐熏之藥熱即止如將藥上於箭上用皂角花椒烟熏之如舊○前晒藥時如遇日色太緊晒一二日又要露一宿如日淡緩不必露也初做藥之日觀天色晴明即用烏頭如前製之如晒一二日有雨將藥照前熏爐上只用炭火烘熱盃為度攪勻之又放得一二日俟晴再晒烏頭取來不可堆厚恐爛壞必要濕地下攤開不可見風吹乾無汁即取搗為妙其藥製完瓶內封固日久下澄清有稠者砂糖樣挑起取用上箭最快到身走數步即死名為晒藥比熏藥更妙其藥忌見香油如入一點即無效其性有三飛見血飛見油飛見水飛造藏甚忌此三者

羊蹄菜葉能殺胡夷魚鮭魚檀胡魚毒瀨湖註云胡夷鮭魚皆河豚名檀胡未詳敏按檀胡即彈塗二字之誤也彈塗乃跳魚餘姚寧波皆有之沿海沙塗上甚多形如土附有刺能螯人閩中及寧人皆呼為彈塗有中其毒者羊蹄葉可解之

吾杭西湖岳坟後山生一種草高三四寸一莖直上頂生四葉隙著白花與細辛無二土人呼為四葉蓮按此即綱目所載獐耳細辛乃及已也瀨湖于及已條下載其形狀云先開白花後方生葉止三片皆誤

瀨湖綱目蒐葵列于黃蜀葵之下必以其形狀與蜀葵不甚相遠較

之秋葵葉作雞爪花則單黃而大迥非蜀葵之狀者可比也然細閱其集解下如蘇公所說苗如石龍芮花白如梅郭璞所註則又以為如葵而小葉狀如藜有毛如寇宗奭所說又以莵葵為錦葵紛紛聚訟迄無定識瀕湖于釋名下引圖經云莵葵即天葵而于集解中又不載圖經所云形狀而獨取鄭氏通志云莵葵天葵也狀如葵菜葉大如錢而厚面青背紫生于崖石按此即紫背天葵也其葉分三歧如三葉酸草而大有根根下有子年深者其子大如指俗呼千年老鼠屎以形黑皮粗如鼠屎狀也故外丹本草曰雷丸草以其根下有子如雷丸也此則全非葵類不過有葵之名

而已不知瀕湖何所據而以為即莵葵援引諸說又無折衷盍瀕湖本未識莵葵且又不識天葵故釋名引外丹本草雷丸之名而而釋名下亦不能註出其所以得此名之故不皆失之疎畧乎考紫背天葵其功用全在根而瀕湖于主治條僅言其苗不著其根之用予故于拾遺中補之而備其說于此

陸英即蒴藋甄權藥性論云田野村墟甚多人家所植高尺色赤者陸英田野所生葉上有粉者是蒴藋二味所主大率相類其論頗明白可據瀕湖綱目分陸英蒴藋為二于陸英集解下註之陶蘇本草甄權藥性論皆言陸英即蒴藋必有所據又不引入何耶

食茱萸本草述云大熱無毒能去厥陰寒濕瀕湖于茱萸條內云欓子形似茱萸惟可食用故名食茱萸有小毒此解食字之誤也張石頑本經逢原云食茱萸與吳茱萸性味相類功用彷彿而本經之文向來錯簡在山茱萸條內詳其主心下寒熱即孟詵治心腹冷痛之外温中逐寒濕痺即中惡去臟腑冷之謂去三蟲即藏氣療蠱毒飛尸之謂雖常食之品辛甚助陽能辟濁陰之滯故有輕身之喻已上主治豈山茱萸能之乎其治帶下冷痢暖胃燥濕水氣浮腫用之功同吳茱萸而力少遜詳其主治如此之夥豈專入食品之用者劉雲密云予年七十有七至秋冬時小腹痛綿綿不

能止益小腹屬肝辛丑歲濕土司天寒水在泉且丙辛以化寒水
致風木鬱于下而不得暢且老人眞陽又虛故患此也用食茱萸
二錢烏藥一錢香附一錢合煎湯再加倍清酒煮一時于早膳後
大飢時服之前症頓愈蓋食茱萸去厥陰寒濕而烏藥氣温利肝
氣醋炒香附又能行肝氣故爾奏效之捷也又一女子于秋深時
病腹中氣痛甚止多服食茱萸茶而愈時珍乃曰僅可食用不幾
將一食字泥死句下哉
扁鵲飲上池之水即半河水也雨也綱目必以樹穴中水當之誤矣
蔊菜好生高山泉源石上與石葛一類其味辛辣山谷言孫崿以沙

臥薞食其苗李東壁謂為田園小草則誤

蘘荷東壁謂即上林猼且而不知猼且乃芭蕉之轉聲也方以智物理小識蘘荷似蕉而小又似蘆稷三月開花紅色夏結綠刺房內有黑子其根有薑可葅蛇不喜此故又治蠱

鶡鴠十月毛落而寒號忍凍冬聚柏實食之又自食其遺遺而復食故其矢為五靈脂此東壁所未詳者

三白草俗呼水木通綱目釋名無一條別名或未得訪聞又瀕湖以為此草八月生苗四月其巔三葉面白三青變三白變餘則仍青而不變也故葉初白食小麥再白食梅杏三白食黍子此則未親

見三白形色者也按盧之頤乘雅云家植此草于庭前二十餘載每見三月生苗葉如蓍葉而對生小暑後莖端發葉純白如粉背面一如初小漸大大則葉根先青延至葉尖則盡青矣如是發苗者三不再葉而三秀花穗亦白根鬚亦白為三白也設草未秀而除削之或六七月或八九月重生苗葉亦必待時而葉始白月令小暑後逢三庚三伏則所以避火形以全容平之金德三白草不三伏白而三顯白轉以火金相襲之際化炎酷為清肅此旣黜火成金不煩另覓種子者是也故主夏傷于暑而生機未盡秋傷于濕而降令過急者兩相安耳據所言則此草應時而生白葉三辨

非到時而青葉轉白與李說迥異又常中丞筆記鏡湖産三葉白草苗欲秀其葉漸白農人候之以蒔田三葉葉盡白則苗畢秀矣餘姚亦多此草生水濱每春夏水足葉齊白否則止白一葉或二葉占之甚驗今訪草長二三尺葉如白楊下圓上尖一本而數節每節皆生葉數不止三亦非盡能變白惟最上數葉初時近蒂先白次則葉中再白末則至葉尖通白蓋一葉而三白非白葉有三也予渡曹娥江親摘以騐之因得其詳土人呼三白草大抵志載之不實類如此此其說與盧說異因並存之瀕湖草部十六卷隰草內載三白草二十七卷菜部又列翻白草以為二種不知即是

一物按陳綬眼科要覽云三白草根名地藕而翻白草根名不藕斷是一物無疑此皆不應强分者無怪乎翻白草下有釋名而三白草無釋名矣且其根能治小兒痘後眼閉不得開并起星最效用酒漿同搗鋪棉帛上托于眉心後一晝夜即開重者二服無不驗者而瀕湖三白翻白下兩處附方皆不載猶欠細核耳

綱目石龍芻下附敗席燈心草下附燈燼一有主治一無主治豈敗席難列服器門而燈燼可入火部乎未免體不一例矣

綱目丹皮後附錄鼠姑引別樣主治另立一條不知牡丹即鼠姑也按宋陸游詩云行歌每依鷄舅影挑頰時見鼠姑心蓋宋人世俗無

綱目拾遺　正誤

不呼鼠姑為牡丹故註云鼠姑牡丹也瀕湖復引陶宏景說謂鼠姑令人不識而牡丹一名鼠姑鼠姑亦名鼠婦未知孰是在陶貞白時或其名尚不甚傳何瀕湖亦未考耶神農本經牡丹亦名鼠姑瀕湖泥其文句以為别有一物似牡丹者名鼠姑又疑為鼠婦不知鼠姑如果為草木耶則神農下豈無一人考訂者若為鼠婦當入蟲部亦不應列于牡丹後矣

茵陳乃蒿屬昔人多種以為蔬本經所載主風濕寒熱熱結黄疸濕伏陽明所生之病皆主綿茵陳而言其葉細于青蒿者是也乾之色作淡青白色令人呼為羊毛茵陳其性專于利水故為黄疸濕

熱要藥一種生子如鈴者名山茵陳即角蒿其味辛苦有小毒專
於殺蟲治口齒瘡妙今人呼鈴兒茵陳藥肆中俱有之此不可以
不辨而概誤用之也瀕湖茵陳下集解所載亦是羊毛茵陳而以
角蒿另立固自卓識但于發明卻下未及指出俗以角蒿為茵陳
並用若言其用尚未有山茵陳一種相混何直指方治眼熱赤腫
用山茵陳者偏又引今茵陳條耶至角蒿下集解中瀕湖亦無一
語言其苗葉形狀者或尚未知此即山茵陳也

張石頑云南瓜至賤之品時珍綱目既去多食發腳氣黃疸不可同
羊肉食令人氣壅其性滯氣助濕可知何又言補中益氣耶前後

不相應如此吳遵程云南瓜本益氣惟不可與羊肉同食則令壅滯此則吳氏為兩袒之說不知南瓜本補氣即與羊肉同食脾健者何健惟不宜脾虛之人耳如今人服人參亦有虛不受補者大凡味之能補人者獨甘色之能補人者多黃南瓜色黃味甘得中央土氣厚能峻補元氣不得以賤而忽之昔在閩中有素火腿者云食之補土生金滋津益血初以為浙江處州筍片蓋處片亦有素火腿之名也及索閱之乃大南瓜一枚蒸食之切開成片儼與金華猪腿無二而味尤鮮美疑其壅氣不敢多食然食後反覺腹中易餒少頃又盡啖之其開胃健脾如此因急叩其法乃于九十

月間收絕大南瓜須極老經霜者摘下就蒂開一孔去穰及子以年好醬油灌入令滿將原蒂蓋好封好平放以草索懸戶簷下次年四五月取出蒸食即素火腿也則其補益之力又可知矣何壅之有

大腹子乃大腹檳榔與檳榔形似而性異逢原云大腹子偏入氣分體豐濕盛者宜之檳榔偏主血分腹滿多火者宜之綱目大腹子主治云與檳榔同功何昧于分別乃爾至今日藥肆中所用檳榔多以大腹子代用率由瀕湖一言之誤也

鳳仙花一名透骨草以其性能軟堅故有此名綱目有名未用收透

綱目拾遺　正誤

骨草瀕湖引集效經驗諸方載其主治而遺其形狀又鴨腳青乃藍澱中一種瀕湖引普濟方又失考核何得未博詢耶

綱目蔓草內載含水藤引劉欣期交州記云狀若葛葉似枸杞子多在路旁行人乏水處便喫此藤故名菜部又載東風菜按廣志廣州有涼口藤狀若葛葉如枸杞去地丈餘絕之更生中含清水渴者斷取飲之甚美沐髮全長此藤又名東風菜先春而生東風乃至農夫以驗土膏之動一名綠耳可為蔬據廣州所載形狀及治病與含水藤同其可為蔬名東風菜又同則是一物也瀕湖誤名東風又以為二一收入蔓一收入菜未免考核失當良由為裴淵

廣州記所誤也

瀕湖以海月為江瑤柱復附海鏡不知海月即海鏡而江瑤柱非海月也此乃承嶺表錄之誤屠本畯海物疏云海月形圓似月亦謂之蠣鏡土人磨其殼以為明瓦者是也嶺南謂之海鏡又呼膏藥盤江瑤殼色如淡菜上銳下平大者長尺許肉白而紉柱圓而脆與海月絕不相類何可牽為一物耶

神農本經桑根白皮條云主傷中五勞六極羸瘦崩中絕脈補虛益氣此乃指桑椹而言為後人誤列根皮之下世多不察而繆氏經疏以為根皮補元氣性寒而能除內熱以上諸症自消真今癡人

綱目拾遺　正誤

說夢冦宗奭亦疑之以為本經獨遺其椹不知桑皮何能治傷中等症惟張石頑獨能發明其蘊瀕湖博識何于本經尚欠推勘耶

瀕湖以海鏡附在海月條下註引郭璞江賦瑣珪腹蟹以為即此物則又大誤不知瑣珪又非海鏡也海南志瑣珪狀如珠蚌殼青黑色長寸許大者二三寸白沙中不汙泥滓互物之最潔者也有兩肉柱能長短又有數白蟹子在腹中狀如榆莢合體共生常從其口出為之取食然瑣珪清潔不食但寄其腹于蟹蟹為瑣珪而食食在蟹而飽在瑣珪故一名共命嬴又曰月蛄每冬大雪則肥瑩如玉日映如雲母味甘以柔蓋海錯之至珍者又有海鏡二殼相

合甚圓肉亦瑩潔有紅蟹子居其腹爲取食一名石鏡其腹小蟹白蚌弩住昉謂之筋據此說明是二物在瑣珪腹者則白蟹子在海鏡腹者則紅蟹子文各不同李會寓明州奉化其鮚埼亭出瑣珪親見形狀迥異海月則何能強合耶

蟹下集解瀕湖引入諸種云蟛蜞大于蟛蜎生陂池田港中有毒令人吐下不可食故蟛蜞主治惟取其膏塗濕癬疽瘡外治而已又云似蟛蜞而生沙穴中見人便走者沙狗也不可食不知二種皆可食按介語生毛者白毛蟛蜞有毒多食發吐痢而潮州人無日不食以當園蔬故諺有白水潮蛎食鹹解解者以毛蟛蜞入鹽水

正誤

中經兩月熬水為液投以柑橘之皮其味佳絕蓋不用渣滓而用其精華故曰解也則蟛蜞可食明矣又海錯疏松江上海出沙狗即沙中小蟹人取之以酒糟釀食殼軟肉含脂膏凡食置盞中以沸酒沃之少頃則殼內脂漿盡浮于外惟剩空殼酒更甘美食之益人吳江人以為珍品呼為沙裏狗則沙狗不特可食又為珍饌也瀕湖僅據呂亢圖所言以為不可食未免為古人所愚耳

粉錫即鉛錫乃以鉛打成薄片入甑用錯一瓶同蒸化作粉用令杭城多有業此名曰粉坊人無三年久業者以鉛醋之氣有毒能鑠人肌骨且其性燥烈坊中人每月必食鵝一次以解之則其不能

無毒可知瀕湖粉錫集解下引何孟春餘冬錄亦云作粉工人必食肥豬犬肉飲酒及鐵漿以厭之枵腹中其毒輙病至死長幼為毒薰蒸多痿黃癱攣而斃蓋未嘗無毒也或只其造製時則其氣有毒若成粉便無毒如果有毒則前人方中何以入食劑而又不遺製解之法殊不知此物性能制硫黃除酒酸雌黃見之則黑糟蟹得之不沙入藥能墮胎敷面多生粉痣其剋蝕猛悍之性等于砒硇惟少服之則可服後糞多黑色仍還其本體律例載有婦人服鉛粉至死手足皆青黯可知其毒也而瀕湖于粉錫氣味下云辛寒無毒至諸家本草皆仍其誤俱云無毒則誤世匪淺故特表正誤

而出之

婆娑石即摩娑石綱目本條集解下瀕湖獨取庚辛玉冊所言以燒之作硫黃氣形如黃龍齒堅重者眞馬志云其石綠色無斑點有金星磨成乳汁者為上無名異集解下時珍云生川廣似蛇黃而色黑煮蟹殺腥煎桐油收水氣塗剪剪燈則燈自斷以此數者驗之為眞其他試法亦未有言者按筆談補熙甯中闍婆國使人入貢方物中有磨婆石一塊大如棗色微黃似花蕋石無名異一塊如蓮菂皆以金函貯之閒其人眞偽何以為驗使人云摩婆石有五色石色雖不同皆薑黃汁磨之汁赤如赤砂者為眞無名異色

黑如漆水磨之色如乳者為真廣州市舶司依其言試之皆驗方以上聞世人蓄摩娑石無名異頗多常患不能辨真偽小說及古方書炮炙論亦有說者但其言多怪誕不近人情醫潘璟家有白摩娑石色如糯石糍治中毒磨汁得粟殼許入口即瘥敏按存中所言則似的實可據瀕湖反不采錄何耶

莾草按沈括筆談補云世人用莾草種類最多有葉如手掌大者有細葉者有葉光厚堅脆可拉者有柔韌而薄者有蔓生者多是謬誤即本草蘇頌所說若石南而葉稀無花實亦誤也今莾草蜀道襄漢浙江湖廣山中有枝葉稠葉團圞可愛葉光厚而香烈花紅

色大小如杏花六出反卷向上中心有新紅蕊倒垂向下滿樹垂動搖搖然極可翫襄漢間漁人競採以搗飯為餌魚皆翻上乃撈取之南人謂之石桂白樂天有盧山桂詩其序曰盧山多桂樹又曰手攀青桂枝蓋此木也唐人謂之紅桂以其花紅故也李德裕詩序曰龍門敬善寺有紅桂樹獨秀伊川移植郊園衆芳色沮乃是蜀道莽草徒得佳名耳衛公此說亦甚明白古用此一類曾毒魚有驗本草木部所收不知何緣謂之草獨此未喻瀕湖綱目毒草部收莽草于集解正誤下皆不能指別何種為莽草僅采范子計然之說以為青色者善而花葉根苗又無考證存中乃宋人豈

此書補集瀕湖尚未見耶

天竹黃綱目于本條下止載釋名而無集解瀕湖于釋名下附註取贊寧草譜所說云鏞竹一名天竹內有黃可療疾籌竹亦有黃名而出產采取一切形狀概未之及按沈存中筆談補云嶺南深山中有大竹竹中有水甚清徹溪澗中水皆有毒惟此水無毒土人陸行多飲之至深冬則凝結如玉乃天竹黃也王彥祖知雷州日盛夏之官山溪澗水皆不可飲唯剖竹取水烹飪飲啜皆用竹水次年被召赴闕冬行求竹水不可得復問土人乃知至冬則凝結不復成水過夜野火燒林木為煨燼而竹黃不灰如火燒獸骨而

綱目拾遺　正誤

輕土人多于火後采拾以供藥品不若生得者為善此說正可補
瀕湖之所未備

續隨子綱目集解下載形狀所引蘇頌圖經亦不甚明晰竊疑葉中
抽榦之草甚多究難的別辛亥閱盧之頤乘雅始知其狀云南中
尤多入藥以南產者為勝苗如大戟初生一莖葉在莖端葉復生
莖莖復生葉轉展疊加宛如十字作花亦類大戟但從葉中抽榦
並結實耳盧不遠云嘗見半枝蓮葉上生莖儼如十字春分葉中
抽莖莖必三之葉如蓮瓣裹莖而上入夏開花作實實必三稜子
必三粒外肉青軟子殼則堅上半黑褐下半黃白內仁如玉溫潤

如脂土人稱半枝蓮用治蛇虺蠍螫之毒立有奇驗讀宋開寶始知即續隨子也如此寫其形狀方明切故急為補錄

龍柏食物考稷與粱相似但粱穗有芒而稷穗無芒猶大麥有芒小麥無芒之别也其米通稱曰粟粘者曰秫而綱目另立粟秫二條致相紊亂何無定識耶

本草綱目拾遺目次

卷二

火部一

烏龍粉　白硃砂　鑄銅礶
白蠟塵　檀香泥　席下塵
回燕膏　鞋底泥　鼠穴泥
椅足泥　狗溺硝　雞脚膠

金部

鐵線粉　開元錢　菜花銅 風磨銅附
白銅鑛 白銅附　紫銅鉚 錫鉚附　錢花
馬口鐵　金頂　烏銀
子母懸　銀銪

綱目拾遺

卷四

草部中

綱目拾遺 目次

卷五

草部下

元寶草　雀梅　鐵馬鈴

嬭酣草　土當歸　開金鎖

鐵指甲　落得打　苦花子

佛手草　草石蠶　毛葉仙橋 猫舌仙橋附

荷包草　鼠牙半支　狗牙半支 虎牙半支附

馬牙半支　狗尾半支　金雞獨立草

紫羅襴　神仙對坐草　龍鬚草 野蓆草 烏龍鬚附

真珠草　九龍草　石打穿 鐵筅箒附

狗卵草　兔耳一枝箭 獨葉一枝鎗 金邊兔耳附

綱目拾遺　目次

綱目拾遺

卷六

木部

響豆　通香草　木蛇

閏月稜皮　南天竹子葉梗　查克木樹葉附

綠益子　丁香油　檀香油

地蠟香　水安息　夜蘭

黎椒 白胡椒 馬思答吉 山胡椒　金剛纂　黃蓍樹川桯皮附

土漆　水團花　麻櫪果

千張紙 木蝴蝶　風藥　拔爾撒摩

綱目拾遺

淡竹殼
枸橘
茶油 枯餅 杉木油
普洱茶
安化茶
松蘿茶
六安茶
角刺茶
紅花茶

桃絲竹 二黃
葉底紅
茶樹根 爛茶葉 經霜老茶葉
研茶
普陀茶
水沙連茶
欒茶
雪茶
烏藥茶

竹衣
山西柏油 松油附
雨前茶
龍脊茶
武夷茶
江西岕片 羅岕附
紅毛茶
雲芝茶
瀘茶

卷七

藤部

綱目拾遺

花部

果部上

綱目拾遺

目次

楸子　隈支　呂宋菓

諸穀部

沙米　西國米 珠兒粉 竹米　陳倉米 朱公米附

山穀　青稞黃稞　米油

鍋焦 陳久年糕附　何迷酒　酒釀 酒葷附

神黃豆 緬豆 真寧豆　回回豆 青花豆　穞豆 葉附

蠶豆殼　腐 漿 渣皮 乳巴 泔 沫 麻腐

芝麻殼

諸蔬部

綱目拾遺　目次

禽部

燕窩 素燕窩附

石燕

蝙蝠腦

石鍤

翠鳥舌

鸕鷀涎 蛋附

洋鴨

白鷴雞

醬雞

谿雞

雪雞

烏鴉胆

鵝毛

屎

涎

蛋殼

腿骨

喉管

鷹吐毛 鷹條附

雄雞卵

獸部

獅子油

血

糞

象糞

象白

尾血

犴血

醉虎油

胆

脂附

鹿胎

乳餅

脛骨

猴經

卷十

鱗部

綱目拾遺

介部

蟲部

本草綱目拾遺卷一

錢塘趙學敏恕軒氏輯

水部

春水

南詔志春水有三俱在鶴慶府一在城東南二十里石碑坪一在城南三十里龍珠山麓一在城東北三十里五老山下春水盈時有硫黃氣郡人于二三月間和鹽梅椒末飲之能袪疾　職方考雲南鶴慶府出春水在觀音山蓮花寨之北立夏前三日出後七日止水無定所每出時地中漉漉有聲土人循其聲掘之其水始

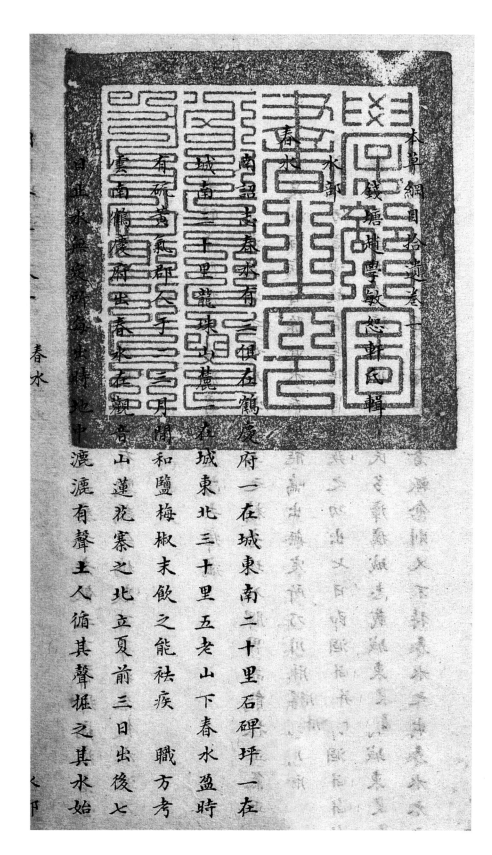

出能除百病遠近村民競飲之走夷方者飲之不染瘴病癘者飲之立除外境人尤效數日内有鸚鵡綠鳩數百羣飛來飲水涸乃去

味甘性平除痼疾厚腸胃已虛勞去瘴癘

敏按土為萬物之母凡物得土之精者均入脾胃而能扶正氣正氣足則百病自除此水在地能鳴出無定所乃川脉得先天之氣藉地力宣洩故有厚腸胃除疾之功出七日即涸并具來復之機鶴慶為雲南邊境山川蒙密民多瘴癘城志載城東南尚有温泉每歲三月郡人浴之有痞疾者輒愈則又不特春水之出其地也

天心愛人生一害必生一物以救之如出鴆之地多犀觀于此亦悟物理矣

天孫水

廣志云即七夕水廣人每于七夕雞初鳴汲江水或井水貯之是夕水重于他夕數斤經年味不變益甘甚以療熱病謂之聖水若雞二唱則水不及矣

色清性微寒味甘治一切熱病神效

喉蛾喉癰陸氏濟世良方用肥婆草搥爛將些聖水開服如牙痪牙癰將此草搥爛和聖水含在口內吐換數次即愈

治食百尿濟世良方用苦瓜搥爛取汁和聖水服即愈若無苦瓜取其核搥爛和聖水服之

荷葉上露 糯稻露附

夏日黎明日將出時將長杓坐碗于首向荷池葉上傾瀉之以伏露為佳秋露太寒花上者性散有小毒勿用蓮葉象震卦荷上露或亦入肝而滋益肝臟歟

味甘明目下水臌氣脹利胸膈寬中解暑大力丸用之

按露本陰液夜則地氣上升降而為露其性隨物而變居易錄有碧玉露漿方于中秋前後用無五梧子新青布一二疋扯作十餘

段每一段四五尺五更時于百草頭上或荷葉稻苗上者尤佳先用細竹一根掠去草上蛛網乃用青布繫長竹上如旗樣展取露水絞在桶中展濕即絞視青布色淡則另換新布陽光一見即不展所取露水用瓶礶洗淨盛貯澄數日自清晚間用男乳一酒杯約一兩半白蜂蜜一酒盞人參湯一酒盞多少同乳人參須上等四五分不拘總入一宮碗内將露水一飯碗攙入宮碗共作七八分和勻以棉紙封口用碟蓋好次日五更燒開水約兩大碗將宮碗内露隔湯頓熱睡醒時緩緩溫服之藍所以殺蟲露去諸經之火參補氣乳補血蜜潤肺治一切虛損勞症有奇效可知露本養

荷葉上露　稻葉露

陰扶陽又得荷葉之清氣故能奏功如此

糯稻露愈佳士妙應方治痞塊八月白露後收糯稻頭上露水晚作二服飲下立消

按諸草木皆需天露始潤惟稻至酉時其根上津潤之氣漸升入夜乃達葉尖至曉復自上而降于根故無露之夜稻葉猶潤陳翠虛詞一些珠露阿誰運上稻花頭是也

白雲

雲本山澤之氣蒸而為雲水屬也故入水部有五色惟白雲可治病唐守時云凡高山大川悉有雲氣五嶽名山多出雲山僧取之

餉客其取雲法用金漆盒蓋上鑿一孔以木塞之俟天氣晴朗黎明往山巖石畔覓之見地上有白氣如線者如筆者並土而出即雲苗也急以盒蓋孔對其氣使盡入其中以木塞口收必須白雲如雪有香氣如梅蘭方合用其他雜色雲多帶草土氣黑雲尤腥多帶怪物不宜盒取放雲之法擇淨室須四面有窗者通上下用紙裱糊勿令洩氣然後將雲盒置中去塞則雲自出悠揚渙散芬芳回散可以醒肝胃舒肝鬱而和經絡令人有倏然出塵之想

治啞瘴余澹菴云滇廣山瘴有一種人受之終身不能語名曰啞瘴惟聞白雲之氣久久自引毒外出可以全愈

白雲　鹵水　竹精

綱目拾遺卷一　水部

綱目拾遺　卷一

血臌水腫聞雲氣漸消

鹵水

苦鹹無毒治大熱消渴去煩除邪下蠱毒柔肌膚去濕熱消痰磨積塊洗垢膩多服損人食纂

綱目有鹽胆水乃已燒成鹽復瀝下之苦鹵一名鹵水此乃取于鹵地瀝以燒鹽之用與鹽胆水不同

竹精

五月五日雨剖竹得水名神水王東藩醫輿云毛竹内剖之新竹多有水乃竹精也以色清不臭者入藥佳

治汗斑以雞毛蘸水刷上立退

古刺水

帶經堂詩話左公蘿石手書一帖云乙酉年五月客燕之太醫院從人有自市中買得古刺水者上鐫永樂十八年熱造古刺水一罐淨重八兩罐重三斤內府物也按左詩中有再拜嘗此水合之不忍咽句則此水未嘗不可服食也又云瓶中古刺水製自文皇年製之偏天府元右流清泉列皇歆祖澤旨之如羹然繹詩意又似常服所製亦不祇十八瓶也王阮亭居易錄有客自燕至出其橐有阿房宮磚硯一陸探微畫一古刺水十餘罐古刺水用錫

礶貯之上朱刻永樂二年熬造礶重二斤水八兩香氣酷烈據此則古刺水又如是之多礶面以錫刻字塗朱其曰永樂二年則前明時或內府有此製耳何氏辟寒錄云古刺本賓橫間墟名以墟中之泉釀酒埋地中日足取出名古刺泉色淺紅味甘不易敗此或另一種也按輿地志賓橫在廣西南寧界 陳墨樵茗水札云記姚履中坦為予言餘杭一舊家祖遺一錫瓶製極精緻面刻三楷字云古刺水口封固極密搖之有水聲相傳數世亦不知何用薛瀫山洪云嚴嵩抄家籍上有此其涼沁骨蓋暑月以涼體者李覲王日記云予館河東裴氏其家有古刺水一礶係銅製高

四寸圍一拱身圓面平狀如花鼓銅質青黃四圍牢製永樂二十一年十月鑄古剌水一礶礶重三斤水重八兩共二十二字字皆陰文據云世宦鄭氏舊物也鑽銅取水可療瞽疾 朱退谷曾于陜西陳渭野處見古剌水一瓶云是壇鎮張傑家物其製上大而下小圓如瓶式四圍無痕跡搖之有水聲面微有小鑽孔言曾有富瞽持千金欲售之以治目方取鑽鑽孔天大霹靂因懼而止則此物亦神矣 孫雍建云古剌地名古剌水乃三寶太監所求得之物天下只有十八瓶其瓶以五斤重重包裹其近水一層乃真金也水色如醬油而清光可鑑以便燃之如燒酒有燄者真其性

大熱乃房中藥也婦人飲之香沁入骨肉
性涼澤肌膚明目療青盲開聾功同空青治熱症有效以茶匙滴
汁入湯浴能令香氣透骨不散
按古刺水據薛氏言性涼可治熱疾孫氏言性大熱止可入湯沐
不可服今是物世亦有之但市充貢品價值千金不聞有服試之
者故並附孫說以俟考　又葉東表言古刺水手蘸少許嗒入鼻
中能驟長精神強骨力其香氣益能和血通竅昔未有鴉片烟以
前惟用此後因呂宋有鴉片而人遂不知用古刺水緣水貴而鴉
片賤故人爭用賤者其實功效相徵房中術嗒法更甚于服

强水

西洋人所造性最猛烈能蝕五經王怡堂先生云其水至强五經八石皆能穿漏惟玻璃可盛西人造强水之法藥止七味入礶中熬煉如今之取露法傍合以玻璃瓶而封其隙下以文武火疊次共煉見有黑氣入玻璃中水亦隨氣滴入黑氣盡藥乃成矣此水性猛烈不可服食西人凡畫洋畫必須鏤板于銅上者先以筆畫銅或山水人物以此水漬其間一晝夜其漬處銅自爛勝于雕刻高低隱顯無不各肖其妙銅上不欲爛處先用黃蠟護之然後再漬俟一週時看銅有爛痕則以水洗去强水拭淨蠟迹其銅板上

畫已成絕勝鐫鏤且易而速云入藥取其氣用
治癰疽拔疔謝天士云凡癰疽已潰或未潰用强水可蝕惡肉勝
于硇砂只須置强水于玻璃瓶內以瓶口對毒上掩少時其藥氣
自昇入患處疽肉變白而腐毒亦拔出然後再敷他藥治之疔有
根亦以此法治之則根自拔出
物理小識有礶水剪銀塊投之則旋而為水傾之盂中隨形而定
復取硇水歸瓶其取硇水法以瑠璃窑燒一長管以煉砂取其氣
道朱公為予言之崇禎庚辰進坤輿格致一書言采壙分五金事
工省而利多壬午倪公鴻寶為大司農亦議之而政府不從今日

番硇甚多但有氣硇眞番硇則能乾汞按此醲水即強水也特古今異名耳

刀創水

出西洋不知何物合成番舶帶來粤澳門市之治金創以此水塗傷口即斂合如故

鼻冲水

出西洋舶上帶來不知其製或云樹脂或云草汁合地溲露釀而成者舶番貯以玻璃瓶緊塞其口勿使泄氣氣甚辛烈觸人腦非有病不可嗅島夷遇頭風傷寒等症不服藥惟以此水瓶口對鼻

吸其氣即遍身麻顫出汗而愈虛弱者忌之宜外用勿服

治外感風寒等症嗅之大能發汗

丹砂水

臞仙神隱有造丹砂水法丹砂一斤石膽二兩硝石四兩以小口磁礶漆固其口埋地中四十九日出視成水則藥成矣若未化再埋又法用竹筒盛亦可

味苦服之延年殺精魅邪惡鬼養精神安魂魄

曾青水

神隱云製同丹砂不用石膽易以汞二兩藥用洗眼亦可服

止目痛收風淚久服輕身不老

白鳳漿

痘學真傳有造白鳳漿法用單葉白鳳仙花采閑罈中令滿以箬封口再將泥塘之埋土內二三十年方取用罈中花悉化成水劄去滓腳其清水即白鳳漿也另貯磁瓶聽用

性大寒治痘疹焦陷不救者藥內加一茶匙服之立能回焦更生痘不可多用疎痰解一切火毒大有奇功

天蘿水

救生苦海霜降後擇粗大絲瓜藤掘起根三四寸剪斷插瓶中一

白鳳漿　天蘿水　梅子水

夜其根汁滴入瓶內名曰天蘿水封固埋土中年久愈佳
治雙單蛾飲一杯即愈又可消痰火化痰成水解毒如神兼清內
熱治肺癰肺痿更效
蕭山有一老嫗家市肺癰藥水三服立愈門如市已數世矣王聖
俞曾得其方述之即此水也于立秋日取存甕用愈陳愈佳

梅子水

秋泉秘錄有造梅子水法用大梅子三五十個搗碎入有嘴瓶內
加鹽三兩入河水浸過二指日逐取蜒蚰投入多多益善經年更
佳凡毒將水搽之即消

治諸毒惡瘡

櫻桃水

梁侯瀛集驗方春日鮮櫻桃收數斤盛在磁瓶內封口放在涼處發過成水濾去渣聽用

治凍瘃瘡神驗將水搽在瘡上即愈若預搽面則不生凍瘃

痧發不出名曰悶痧用櫻桃水一杯略溫灌下垂死者皆生不藥良方

各種藥露

凡物之有質者皆可取露露乃物質之精華其法始于大西洋傳

入中國大則用甑小則用壺皆可蒸取其露即所蒸物之氣水物雖五色不齊而露無不白祇能以氣别不能以色别也時醫多有用藥露者取其清冽之氣可以疏瀹靈府不似湯劑之膩滯腸膈也名品甚多今列其常為日用知其主治者數則於左餘俟續考以補其全

金銀露 乃忍冬藤花蒸取鮮花蒸者香乾花蒸者少遜氣芬郁而味甘能開胃寬中解毒消火暑月小兒以之代茶無瘡毒尤能散暑 金燦然藥帖云金銀露專治胎毒諸瘡及痘毒熱毒 廣和帖云清火解毒又能稀痘

薄荷露 鮮薄荷蒸取氣烈而味辛能涼膈發汗虛人不宜多服
金氏藥帖清涼解熱發散風寒
玫瑰露 玫瑰花蒸取氣香而味淡能和血平肝養胃寬胸散鬱
點酒服 金氏藥帖專治肝氣胃氣立效
佛手露 佛手柑蒸取氣香味淡能疏膈氣 金氏藥帖專治氣
膈解鬱大能寬胸
香櫞露 香櫞蒸取氣香味淡消痰逐滯與金橘橙露同功
桂花露 桂花蒸取氣香味微苦明目疏肝止口臭 金氏藥帖
專治齦脹牙痛口燥咽乾 廣和帖止牙痛而清氣

綱目拾遺 卷一 各種藥露

茉莉露　茉莉花蒸取氣香味淡其氣上能透頂下至小腹解胸中一切陳腐之氣然止可點茶不宜久服令人腦漏

薔薇露　出大食占城爪哇回回等國番名阿刺吉灑衣經歲其香不歇能療心疾以琉璃瓶盛之翻搖數回泡周上下者真功同酴醾露皆可以澤肌潤體去髮膩散胸膈鬱氣　又一種係中土薔薇花所蒸專治溫中達表解散風邪

蘭花露　此乃建蘭花所蒸取者氣薄味淡食之明目舒鬱

雞露　道聽集云雞露能大補元氣與人參同功男用雌雞女用雄雞一年內者名童子雞可用若兩年者肉老質枯不可蒸露入

藥須選童子雞以繩縊死竹刀破腹醇酒洗去毛及腹中穢物勿見水蒸取露飲之氣清色白望之如有油氣味甘消痰益血助脾長力生津明目爲五損虛勞神藥

米露以新鮮白米勿用陳久者蒸取色白氣清如蓮花者大補脾胃虧損生肺金如神一云米露用稻花蒸者更佳　廣和帖鮮

稻露和中納食清肺開胃

薑露辟寒解中霜露毒驅瘴消食化痰

椒露鮮椒蒸取能明目開胃運食健脾

丁香露氣烈味微辛治寒澼胃痛

梅露　鮮綠萼梅初放花采取蒸露能解先天胎毒六月未出痘小兒和金銀露食之極佳　周櫟園閩小記海澄人熬梅及薔薇露取如燒酒法酒一壺滴少許便芳香

地骨皮露　解肌熱骨蒸金帖　治一切虛火許帖

藿香露　清暑正氣

白荷花露　治喘嗽不已痰中有血金帖　止血清瘀清暑安肺廣和帖

桑葉露　治目疾紅筋去風清熱金帖

夏苦草露　治瘰癧鼠瘻目痛羞明金帖

枇杷葉露　清肺寧嗽潤燥解渴金帖和胃許帖
甘菊花露　清心明目去頭風眩暈廣和帖

黃茄水
梁侯瀛集驗方秋天黃老茄子不計多少以新瓶盛埋土中一年化為水取出聽用
治大風熱痰能消痰成水用茄水和苦參末為丸桐子大食後及臥時黃酒送下三十丸甚效

御溝金水
集效方有製御溝金水法用篾籮个隻高二尺取山上淨土裝入

籮内淋下上以井花水推以共傾在一籮土内如淋少再用清水推前七籮淋下又加上一籮内待一夜淨淋下水三五碗以磁罐收貯外用井水養之凡遇此症待口中要茶吃將此水半杯温服即安至重不過三五次即愈

性平味微鹹帶甘治男婦骨蒸乾血勞童子癆晝夜發熱至緊不肯服藥此水不比尋常大有功效

起蛟水

徽州張宇南言其地山多每春夏之交久雨有起蛟之患村人習見勿異也蛟將起一二日聞地中先有聲隱隱如雷鳴或如牛吼

至期土中輒陷出一小穴如豆大從穴出直上一二尺如箭已而漸升漸長長至簷隙與溜合則水勢乃大下穴亦漸大如碗孔蛟如鰍鱔形從穴出乘水而上過簷則形變大乃飛越奔騰而去屋宇亦無害惟相隔一二里許田禾間有傷損者爲山水沖刷而然此水初起一二尺時山人以瓶盎之屬接取食之力大無窮蓋出蛟口中含吮精力貫注直逼而上其全身之力盡在此水故人亦不能多食壯健者三盞即腹脹不能再飲土人以釀酒更壯精力可已虛勞之單杜可云蛟初起時水如箭清如泉脉漸溥而高必合天雨則勢大而能飛騰蛟出穴口水始泛出名曰發洪若初起

時用河水一杓灌入其穴則蚊水自回便不能出穴或取婦人月經穢布塞之亦止若人服蚊水作脹用千里長流河水煎服之亦可解也

壯筋骨健腰膝已虛勞除驚悸殺蠱蟲尸疰鬼疰遁尸邪氣浴瘡疥虛弱者以代水煎滋補藥良性升能直透巓頂

混堂水

混堂今浴池燒水浴者人多則穢濁積垢人氣薰漬體虛者觸之昏暈名曰暈堂毛達可曰人少年思慾不遂成赤白濁者待欲溺時入混堂坐水中令溺出即愈蓋得人氣通浴也

洗痔癬通淋濁

蛇鱗纏身劉羽儀驗方飲洛湯水便可解毒

發痘杭士元方痘出八九日黑陷用混堂水煎藥立起

雞神水

太元玉格新書有造雞神水法眼科要覽選其方製法擇大蘿蔔一個開一大孔須近莖邊一頭開勿傷其根方可活孔內入雞蛋一枚仍種地上俟其發葉長成取雞蛋內水點眼其明如童

明目去障

日精油

泰西所製本草補云其藥料多非中土所有旅人九萬里攜至中邦決非尋常淺效忽輕視焉可也治一切刀創木石及馬踢犬咬等傷止痛斂口大有奇效用法先視傷口若何大小其長闊而皮綻先以酒洗拭淨隨用線縫合大約一寸三縫不可太密傷口小者無用縫矣既縫又以酒洗拭淨將潔淨瓷器盛油烘熱以男人所穿舊棉布取經緯長短以傷口為度逐縷蘸油貼滿瘡口又以男人所穿舊布包裹忌用女人所穿者至三四日後解開潤油少許如前包固數日即愈如傷久血乾畧爪破或刀銛俾令血水以通藥氣但血多則藥流無血固不可多血亦不可也傷處忌水與

口涎最宜防之若傷已含膿及骨折者此油無益不必用矣如心
腹耳鼻手足及各處骨節疼痛果屬風寒非關燥熱則此油可治
問的痛之所以油揉擦極熱為度然後以男人所穿舊布包裹當
用藥時須坐密室切勿見風并忌食寒冷等物 本草補

本草綱目拾遺卷二

錢塘趙學敏恕軒氏輯

火部

陽火陰火

火有陰陽乃太極之妙蘊人盡以火為純陽不知有陰火蠡海集陰火有形無質陽火形質全備惟聖人知之故離卦中虛陽中有陰也坎卦中實陰中有陽也天地生物亦然陽火無質以物為質然後寄其形以燃物陰火有質不必寄形於物而不能盡焚諸物蓋陽火乃火之魂屬陽氣熱陰火乃火之魄屬陰氣不熱瀕湖統十二火以分陰陽

其白天之陽火二太陽火星精飛火地之陽火三鑽木火擊石火戛金火人之陽火一丙丁君火夫太陽炙背卽暖星精飛火有光有聲其墜地之初如燔石手不可近鑽木之火鑽與木皆熯熱有烟擊石戛金必兩物摩盪熱則火出皆有火氣人身君火所呵出之氣天雖極寒而人氣無不熱此皆陽火為火之魂氣雖熱必寄形於物乃燃故水晶取日中之火承艾而烟起火殃為飛星之精入土乃起焚房屋鑽木擊石戛金非物受其火不能存也人身丙丁火能解犀角散積陰之氣已不啻寄其身而焚之也其氣皆猛烈可知其曰天之陰火二龍火雷火地之陰火二石油火水中火

人之陰火二命門相火三昧眞火龍火不能焚物止能焚砂石蓋龍純陽而火反陰者以陽爲體以陰爲用也雷火不能焚物能焚金鐵蓋雷之擊物必有聲其用屬陽而其體屬陰也砂石本土之餘氣爲先天火即以陽體焚之金鐵爲水之母本陰精而即以陰體鎔之此五行生尅之妙也石油能於水中生火凡水中一切物非石油不能焚之水中火本鹹精故海水入夜則明至陰之氣不能焚物也命門相火即人之從火與三昧眞火皆能自焚不能焚物此皆陰火爲火之魄氣不熱不必寄形于物而有能焚不能焚之別非若陽火之遇物無不消鎔也瀕湖僅列其名又不晰言其

綱目拾遺　卷二　太陽火　星精飛火　鑽木火　火部

故且其主治功用又皆晦之故特為詳述以補

太陽火 除濕止寒澼舒經絡 痼冷以體曝之則血和而病去冬月以舊帛晒受陽氣覆體皆能卻疾

補脾養胃 作醬日晒受日氣多人食之多補脾胃 久服長生 養生家有服日光法

星精飛火 辟伏尸 陳子靜養生註云火殃即流星之精入土中其地有伏尸皆遠之 增志慮聰明

談道錄有製星精米法以白米露星月下百日承受星精小兒食之多聰明增智神且辟邪除瘧

鑽木火 除瘟疫邪四時不正之氣周禮司爟掌火政四時變火以救時疾即此殺精魅凡一切山魈木怪年老精魅用千年古柏不得以凡火燃須接時鑽木取火燃之

沈雲將食纂榆柳火取春生之氣利肝胆調筋脉棗杏火清蕃茂

之氣養心血通神明柞楢火斂耗散秉元之神利肺而滋本源制陽而結精髓槐檀火補腎臟益陰血使遍體調和周身通暢桑柘火補脾胃壯真元

擊石火　宜針灸百病取其含陰氣於陽中有太極之妙張石頑以擊石取火為陰火云不宜以之灼艾以太陽火取於陽燧者為陽火宜灸病不知石雖陰質非真火蘊結則不成形凡石中皆有火火石較他石火尤多而易取者以此石獨受天陽之氣厚也石陰入而火陽必受擊乃出火多者且有炕炸聲若陰火則無聲矣故瀕湖列為地之陽火石頑以為陰火未免拘墟之見耳

戛金火能散鬼燐野祟戛金取火照之即滅迹

人身君火即人元氣能救卒死魘死以口布氣度之即生散鬼氣呵氣吹之即滅發痘凡陰寒不起不漿者用壯健人氣呵之即起發紅活漿行而毒化止腹痛腹瀉老年人多有氣弱受寒患此者用壯年人以手頻搓極熱互掩其臍使手中之熱氣透入丹田自愈此借君火之力也

龍火龍起石中石内必有焦裂處乃龍口火所燒也刮其石末煎湯治瘖膈如神以石受龍火之氣無堅不破也海上格物論

雷火其震木有硫黄氣者得雷火之氣也能治驚癇邪祟合辟瘟

丹加用最妙

石油火　有毒不宜熯物以紙撚蘸油點火照瘡可引毒外出

水中火　著體能潰肉腐爛可摩風氣

相火　三昧火　凡人皆不能運用惟有道之人能運以療病起死回生相火能結舍利成堅固子三昧火能殺精魅

黄金火

以金器燒紅烙肉上能止血凡身中个神所在悮針出血不止者燒金器烙之　選元方

煤火

本經逢原云北方炊食多煤火以地屬坎足勝其氣且助命門眞火食煤火長氣於陰所以膂力强壯南人食之多發癰毒受其毒者以蘿汁解之燃煤火處置大缸水于旁則毒從水解南方炊食都用薪火人食薪火長氣於陽氣多輕浮不實不似北方之禀氣剛勁也然近日南方亦産煤薪價日昂市井多有用煤代薪者其煤在浙省則出于衢嚴湖州較北煤堅細氣亦減薄甚有如薪炭無臭氣者名曰香煤出太湖山中綱目石部收烏金石即煤也其主治多言其質之用而火部又不收煤火故爲補之用以香煤爲佳

烹一切食物能和脾胃滋氣力通腎氣助陽道婦人煖子宮雜煤臭煤有毒

藤火匏火

藤乃木本各種山藤性最蔓延喜束物故為火亦如其本性匏屬皆匏類草木也蔓皆中空而長養最速其性行甚捷令織人作花炮者其藥線必用壺蘆炭取其疾速勝杉柳梢同一藤也而草木之性不同如此

藤火宜煎臌脹水腫四肢諸病等藥

匏火宜煎救急諸藥取其頃刻能達經絡也

藤火匏火　荷梗火　稻麥穗火　松炭火

荷梗火

荷梗入秋人多采取積之使乾為薪入鑊煮肉則精者反浮肥者反沈入藥用其火氣能通肺肝二竅宜煎一切轉脬交腸藥能正倒陰陽之氣

稻麥穗火

稻穗火烹煮飲食安人神魂利五臟六腑糯稻穗尤峻烈盧鐙日記烏鎗用糯穀炭取其鎔鐵力速見風鉛子不凝其能久任之力如此 麥穗火煮飲食主消渴咽乾利小便

松炭火

煮飯益人壯筋骨煎茶不佳食纂　松卯火煎茶美以能聚茶力使不解散真味

櫟柴火

櫟柴煮豬肉食之不發風煮雞鴨鵝魚腥等物易爛且良

茅柴火

炊煮飲食主明目解毒食纂

燒酒火

酒本米麴之精華屬陽燒酒則又為酒之精華乃陽中之陽燃之色綠陽極陰生之象與石硫性同皆以陽為體藏陰于用也故其

光照人面皆作青灰色照魑魅則不能遁形以陰爲用者多含毒令人率以此酒冬月爲大碗用以熯物代炭火久食則發癰毒黙受其毒而不覺然維藏寒者宜之氣能透達骨髓軟堅燥濕熏衣著之發骨髓中汗

魚膏火

海上人多取魚骨爲油代菜豆油用其魚割海鰍腹中脂或取其肉並煉爲膏燃之照夜然烟重氣腥多昏目損神秦始皇墓中以鯨膏爲燈卽此後人多解爲人魚者誤也

辟蚊蠍熏之一切竹木除蠹

蝟油火

乃剌蝟脂肉所熬油山左蝟大者如貓山人獲取之熬其脂肉可得油斗許用以照夜光明皎澈同白晝比爉猶明此油可入神燈照用

按蝟脂可烊鐵骨能縮人筋骨其性峻利可知入神燈其氣照毒能箍毒使小

丹藥火　蓬萊火　陽燧錠附

錦囊秘授有製救苦丹法真麝香一錢朋砂水飛二錢好硫黃三錢各研極細先將硫黃化開次入麝砂二味離火攪勻傾在光石上

攤作薄片切如米如粞二樣小塊貯瓶勿洩氣治病將藥安患處以燈火點著候至火滅連灰罨于肉上立見痊愈重者用米粒大輕者用粞粒大安放銅錢眼内香火爇之只須一炷不必復灸如若患處濶大連排數炷一起灸之且灸時不甚熱亦不甚疼灸後並不潰膿一茶之頃痼疾如失係觀音佛所授眞神方也又海上仙方亦有救苦丹其法用麝香五分硃砂水飛錢半硫黃五錢樟腦錢半俱為細末入銅器内文武火烘烊取起冷定敲碎如米粒大能治各種風痺跌撲癰疽初起有效 敏按此丹藥諸灸為良工製造本非天生藥料然本草中又不得不載造釀一類即瀕湖

火部收載神鍼之意也因與神燈火並錄以補李氏所未述

治一切風寒濕氣流注作痛手足拳攣小兒偏搐口眼喎斜婦人心腹痞塊攻痛無分年深月久皆可用

蓬萊火　茅崑來家傳醫要有蓬萊火法西黃雄黃乳香沒藥丁香麝香火硝各等分去西黃加硼砂草烏皆可用紫棉紙裹藥末撚作條如官香粗以緊實為要治病剪二三分長一段以糠粘肉上點著不過三次即愈除根若點穴不差灸至藥盡皮肉發爆病即並愈每次三壯重者不過三次即除根不復再發灸後忌豬肉待瘡平復再食此茅氏家傳五世試效神驗方也

治風痺跌撲瘰癧俱按患處灸水脹膈氣胃氣按穴灸

陽燧錠趙氏集要古有烙法今罕用之不但粗工不知用法抑且患者見之駭然故以此代之法用乾蟾酥剉薄片焙研硃砂水飛川烏草烏各五分殭蠶一條各研細將硫黃一兩五錢置杓内微火鎔化入藥末攪勻急為要遲則凝矣傾入磁盆内速攀成片待冷收用用時取甜瓜子大一塊上尖下平先將棗肉擦患處粘藥于上香火點著即起火焰五壯七壯九壯隨症施之灸畢即飲米醋半酒杯候起小泡線針穿破出黃水些須膏藥蓋住其毒即消

治濕痰流注附骨陰疽寒濕瘡毒經久不消内潰不痛者能使未

成即消已成即潰已潰即斂如若風痺用竹箸點之有酸痛處筆蘸墨記之照墨上灸若腿膝疼痛灸鬼眼穴諸瘡初起灸三五壯即瘥

神燈火

外科有神燈照法用硃砂雄黃俱研水飛血竭沒藥箬烘去油各二錢麝香四分為極細末每用三分以紅棉紙緊捲撚條約長七寸蔴油潤透以火燃著須令患者坐無風處將藥條離瘡半寸自外至內周圍徐徐照入火頭向上藥氣乃入毒即隨火解散自不內侵臟腑不可太過恐傷好肉其瘡微微覺熱心神即爽每日只

熏一次初用三條每日加一條加至四五條勢即漸減然後每日減去一條直熏至紅腫消盡爲度熏後用後藥豨薟草新鮮采得者搗爛入陳年小粉初起者再加白鹽研細少許打成稠糊敷半寸厚留頭必須敷過瘡暈三分方能箍定毒根瘡口之上用大葱葉滾水泡熱扯開貼之或膏藥蓋亦可避風爲妙自能拔出膿毒如無鮮草以如意金黄散代之集要云神燈照法勿用太早如瘡四五日間形未成毒未聚驟用之毒必内鬱反難外出須用在八九日後瘡勢已定毒氣已聚未成膿腐之時用此照之未成者自消已成者自高不起發者即發不腐潰者即潰若毒已潰膿已泄

者不宜用每日以豬蹄湯淋洗或葱頭煎湯洗亦佳忌發物
治一切腫毒癰疽發背能解毒活血消腫散瘀

火礶氣

火礶江右及閩中皆有之係窰户燒售亦如人大指腹大兩頭微狹使促口以受火氣凡患一切風寒皆用此礶以小紙燒見焰投入礶中即將礶合于患處如頭疼則合在太陽腦户或巔頂腹痛合在臍上礶得火氣合于肉即牢不可脫須待其自落患者但覺有一股煖氣從毛孔透入少頃火力盡則自落肉上起紅暈礶中氣水出風寒盡出不必服藥

治風寒頭痛及眩暈風痺腹痛等症

烟草火

沈雲將食物會纂烟以閩産者佳燕産者次之石門産者為下春時栽植夏時開花土人除一二本聽其開花收種外餘皆摘去頂穗不使開花并去葉間旁枝使之聚力于葉則葉厚味美秋日取葉用竹簾夾縛曝乾去葉上粗筋用火酒噴製切葉細如髮每十六兩為一封貿易天下其名不一有眞建假建之分蓋露頭黃二黃之别近日北方製烟不切成絲將原晒烟痄揉成一塊如普兒茶磚茶一般用時揉碎末入烟袋中貯用頂上數葉名曰蓋露

味最美其餘葉遞下味遞減相傳外海有鬼國彼俗人病將死即舁置深山中昔有國王女病革舁去之昏憒中聞芬馥之氣見臥旁有草乃就而嗅之便覺遍體清涼霍然而起奔入宮中人以為異因得是草故一名返魂烟方氏物理小識烟草明萬歷末年有携至漳泉者馬氏造之曰淡肉果漸傳至九邊皆含長管以火點吃之有醉仆者崇禎時嚴禁之不止其本似春不老而葉大于菜曝乾以火酒炒之曰金絲烟可以祛濕發散久服則肺焦諸藥多不效其症令人忽吐黃水而死二粵志粵中有仁草一曰八角草一曰金絲烟治驗亦多其性辛散食其氣能令人醉一曰烟

酒其種得之大西洋一名淡巴菰相思草物理小識淡把姑或呼擔不歸閩産爲最近出江西射洪者亦佳製有生熟二種熟者性烈損人尤甚凡患咳嗽喉癰一切諸毒肺病皆忌之近蘭州出一種名曰水烟以水注筒吸之令烟從水過云絶火毒然烟味亦減張良宇云水烟出蘭州五泉地種者佳食其氣能解瘴消膩寬中化積去寒澼但不宜多食其製法以砒夾香油炒成故不能無毒也近日粵中潮州出一種潮烟其性更烈姚旅露書云呂宋國有草名淡巴菰一名金絲熏烟氣從管中入喉能醉人亦避瘴氣擣汁可毒頭蝨延綏鎮志烟草其苗挺生如葵葉光澤形如紅蓼不相對高

數尺三伏中開花色黃八月採葉陰乾用酒澆切成絲而各省中之有名者崇德烟黃縣烟曲沃烟美原烟日本之倭絲為佳　百草鏡菸一名相思草葉如菘菜厚狹而尖秋月起莖高者六尺花如小瓶淡紅色產福建者良葉以伏月採者佳生頂上者嫩而有力色嫩黃名蓋露烟然烟品之多至今極盛在內地則福建漳州有石馬烟色黑又名黑老虎條油炒而成性最猛烈多食則令人吐黃水浙江常山有面烟性疎利消痰如神凡老人五更咳嗽吐痰者食之嗽漸止痰亦消江西有射洪烟性清肅導氣湖廣有衡烟性平和活血殺蟲可已虚勞山東有清〔濟〕寧烟氣如蘭馨性亦勉

利甘肅蘭州有水烟可以醒酒近日粤東有潮烟出潮州每服不過米粒大性最烈消食下氣如神然體弱者忌服一本經逢原云烟草之火方書不録惟朝鮮志見之始自閩人吸以祛瘴後北方藉以辟寒今則遍行寰宇豈知毒草之氣熏灼臟腑遊行經絡能無壯火散氣之慮乎近日目科内瘴丸中間有用之獲效者取其辛温散冷積之翳也不可與氷片同吃以火濟火多發烟毒不可以藤點吃恐其有蛇虺之毒也吸烟之後慎不得飲火酒能引火氣熏灼臟腑也又久受烟毒而肺胃不清者以砂糖湯解之　蘭上徐沁埜烟識載有祛烟蟲方云杜湘民說凡人食烟則腹中生

蟲狀類蠅兩翅鼓動即思烟以沐之故終日食不暇給久之蟲日盛而臟腑敗痰火作不可救藥常有臨卒吃烟而始瞑者哀哉其方用生豆腐四兩戳數孔黑砂糖二兩加腐上置飯甑中蒸之使腐與糖融化每思烟輙進數匙只三日後其蟲盡下聞烟氣則嘔不欲食矣

王東藩云閩人製一種熟烟其法以油炒烟片名黑老虎又曰柴建云食之香辣甘一體而備三味中其毒者欲吐不得須食北棗一二枚解之凡烟種有山田之分山種者味厚田種者味薄多草氣

張景岳云烟草味辛氣溫性微熱升也陽也燒烟吸之能醉人用時惟吸一二口若多吃之令人醉倒久而後醒

烟草火

甚者以冷水一口解之卽醒若見煩悶但用白糖解之卽安亦奇物也吸時須開喉長吸嚥下令其直達下焦其氣上行則能温心肺下行則温肝脾腎服後能使通身温煖微汗元陽陡壯用以治表善逐一切陰邪寒毒山嵐瘴氣風濕邪悶腠理筋骨疼痛誠頃刻取效之神物用以治裏善壯胃氣進飮食祛寒滯陰濁消癥脹宿食止吐噦霍亂除積聚諸蟲解痞結止疼痛行氣停血瘀舉下陷後墜通達三焦立刻見效此物自古未聞近自吾明萬厤時出於閩廣之間自後吳楚地土皆種植之總不若閩中者色微黃質細名為金絲烟者力强氣勝為優習服之可以祛瘴向征滇之役

師旅深入瘴地無不染病獨一營安然無恙問其故則人皆服烟由是徧傳今則西南一方無分老幼朝夕不能間矣予初得此物亦甚疑及習服數次乃悉其功用之捷有如是者因著性於此然此物性屬純陽善行善散惟陰滯者用之如神若氣越而多躁多火及氣虛氣短而多汗者皆不宜用或疑其能頃刻醉人性必有毒蓋其陽氣强猛人不能勝故下咽即醉既能散熱亦必耗氣然烟起易散而人氣隨復陽性留中旋亦生氣此耗中有補所以人多喜服未見其損者以此敏按釋氏書言人乃山川火土之氣和合以生故脾胃亦受火土之氣不特養陽亦兼能生陰所以妖

魅鬼怪多能吃烟以無質吸無質之氣也至乾麂子開壙閉死穴中之人名乾麂子久不得出亦不死鑿壙者常遇之于山穴中見常中丞安宦遊筆記閉土中多年亦思得烟亟以融和其體則烟力之能走百絡通堅邃可知矣凡烟氣吸出悠揚于外陰為鬼吸人不見耳故食烟之人多面黃非盡因耗肺而焦皮毛亦由精氣半為鬼吸也友人張壽莊己酉與予同館臨安每晨起見其咳吐濃痰遍地年餘迄未愈以為痰火老疾非藥石所能療一日忽不食烟如是一月晨亦不咳終日亦無痰唾精神頓健且飲食倍增啖飯如湯沃雪食飽後少頃即易飢予乃悟向之痰咳悉烟之害也耗肺損血世多陰受其禍而不覺因筆於此以

告知醫者景岳所云特一徧之見耳惟辟瘴卻佳　秋燈叢話子堂叔疾延一醫至食畢茄烟烟大如升吸烟片許盡吸入腹即瞑目不語欹椅仰卧而氣息闃如衆大驚其僕曰無慮也頃且蘇醒脣動口翕烟自口中噴騰而出翁然若雲霧數刻始息乃欠伸而起張目四顧曰快哉晚食後如之詢其僕云家居朝夕餐烟二次俱以斤為率否則病家人聞其言懼而辭焉其酷嗜之量有如此者

辛溫　本草從新云治風寒濕痺滯氣停痰山嵐瘴霧其氣入口不循經絡頃刻而週一身令人通體俱快然火氣熏灼耗血損年

藥性考菸草味辛性温開鬱燒吸解倦暑傷止血烟油有毒殺蟲最捷諸蟲蛟傷搽之病失烟亦有毒中其毒者煎胡黄連合茶服之　王東藩醫奥云烟毒以黑砂糖和以井水服之　延綏鎮志性熱味辛有毒主寒濕胸膈痞滿益津止飢多食傷氣　格致鏡原云損容

脚氣　同壽錄脚氣痛不可忍將致口眼喎邪手脚如搐不省人事昏迷如死用黄建烟二斤炒熟盛入坐桶内將脚放入烟中熏之出汗少冷又炒熱隔日一熏七次除根

金瘡止血　良朋彙集以烟末敷之

烟梗　陳良輸云烟葉生者有毒人食之即中毒發病難治其莖更烈登萊人用以毒魚凡溪塘中大魚難捕者以此毒之用烟莖乾濕俱可剉碎同青胡桃皮搗爛置水中一飯間大魚輒如醉浮水面小者皆死雖鰻鱺黿鱉蝦蟹蚌蛤之屬一齊盤斃其毒之猛烈如此然以此造烟則梗之味淡迥不如葉之味厚

烟葉　治腦漏楊春涯驗方蒸葉半斤晒乾研極細末調花露四兩晒乾用玫瑰餅再研吹入　吃蘭花烟成腦漏者以白鯗脊骨燒烟熏之數日愈蘭花乃江西出一種蘭子即澤蘭子也氣香烈研拌入烟名蘭花烟食之作蘭花香然其氣竄上往往入頂傷腦易

成腦漏 葉天士種福堂方治風寒濕氣骨節疼痛痿痺不仁鶴膝風歷節風偏頭漏肩等症有見晛膏中用新鮮烟葉搗汁浸松香晒乾入藥亦取其氣味以透利經絡也

毒蛇蛟傷 慈航活人書先避風擠去惡血用生烟葉搗爛敷之無鮮葉用乾者研末敷即烟油烟灰皆可辟臭蟲 活人書用烟葉鋪床代褥或燒熏之則臭蟲盡絕 不藥良方治毒蛇及毒蟲傷用魚腥草皺面草烟葉草决明等分杵爛敷之

造烟膏法 本草補取金絲烟葉鮮者二斤搗爛置礶內加燒酒浸過烟葉高二指兩日後取出以布包壓出水忌粗滓摻入將水置

鍋內以淨豬膏取熬過粗者一斤同煎至無酒氣為度用布濾粗以明淨松香六兩同煎烟水極濃又濾過加黃蠟三兩同煎候成膏取起入礶烈日晒時常攪勻晒至水氣乾盡久留愈好即生白衣亦晒攪之凡遇癱瘓等症以膏藥攤貼若疥瘡只用油抹男女下體陰瘡或生蟲開膏藥貼湯火傷開膏貼或油抹刺入肉內不出無論竹木骨鐵開膏貼之即吐出刀箭等物日久生蛆膏貼則蛆自絕氣喘膏貼胸前頭痛以油抹頭上胃痛抹胃間兩足痛不能行動以油徧抹自效瀉痔取新鮮烟葉置盌內同蔴油煎與烟葉同成綠色為度候溫熱用棉花蘸油緩緩抹之 張鐸方

烟桿

年久色黑毛竹男子用者良　秋燈叢話新昌張姓茹竹烟管四十餘年色如漆而光可鑑珍同拱璧雖戚好不輕假也毋病無藥餌資質錢二緡典主子患損病諸藥罔效或謂非多年竹烟管不可治遂取張物截數寸煎湯服之果愈後酬張以巨萬金　陳毅齋云烟桿雖受烟火熏漬之氣然非藉人氣津液漸漬之必不酥透其桿經男子食者光澤可鑑一經婦人口便色黯不鮮明且多裂紋又最忌糞凡多年好桿持以上廁能令光澀若象牙桿便裂開走油物性之相忌如此

殺蠱毒傳屍癆塗惡瘡劈取中心油透而酥者擣如糊塗瘡即痂或攤油紙上貼治蝨隔

百草鏡毒蛇傷先取婦人舊油頭繩紮住腫處勿令腫上再取年垢封之止痛隨用多年油黑竹烟桿紫色者亦可毛竹者佳取一段約長三寸咀嚼嚥汁渣淡吐去并取桿中之油搽患處烟桿味辣服之反甜蛇毒亦隨解痛止自愈試效多人凡蛇蛟有蛇齒留肉內者烟油塗之自出

婦人血崩劉怡軒云凡血崩諸藥不效者用多年舊烟桿紫色油透者佳截一寸燒灰黃酒調服下喉即止屢試屢效

烟筒中水

烟筒中水俗名烟油古今秘苑烟油染衣以瓜子水洗之即去
同壽錄云烟油烟渣誤犯入目若將別湯洗愈洗愈疼必至瞎而
後已須用亂頭髮或騌纓緩緩揉之即愈
解蛇毒搽惡瘡頑癬殺蟲
毒蛇蛟劉羽儀驗方取烟桿內脂膏搽在咬傷處用手指搓入
肉中痛即止最效
蜈蚣咬劉氏驗方用烟筒內膏油塗在咬處或烟灰擦之痛立
止
接烟油一名烟膏味辛微毒陳貢士毅齋云烟油乃五行之氣相

合而生近日丹術家用以點金能益金色術士隱其名呼為太極膏又曰氣泥曰五行丹剔以燃燈代油則一切毒蟲皆不近入水蛟龍亦畏之入藥舊竹桿劈取者良凡梅條藤條紫檀烏木老鶴草及純銅純銀桿中油皆不及惟象牙桿中烟油可殺蠱毒閩有橄欖木烟桿其中油可毒魚至烟膏亦各隨所食烟桿質為高下烟肆所市烟俱以烟葉噴油打成塊用鐵鑤披作絲售之此為純葉不雜為上品更有打塊時夾素馨葉雜以礬紅鑤成絲再加薑黃末以和其色者其氣燥烈損人烟膏亦淡而薄不及上品力厚也海鹽朱進士醒菴云烟油解虺毒初不甚信後見里人獲一赤

烟筒中水

綱目拾遺　卷

練蛇長八九尺粗如臂口吐毒烟一大近之蛇噓以氣即腹裂死一人戲以舊竹烟桿去頭嘴以竹絲通出油刺入蛇口蛇嚙之即瞑目閉口身捲縮俄復伸長如是數次直如繩而死其解毒殺蟲之功信不虛謬諸城劉仲旭少府云西北口外出一種毒蛇名白蜢蠓狀如中土蚉蠅人出遇之即觸人面被其觸者亦不甚痛頃覺眼眶四圍出細蛆攢食睛膏痛不可忍彼土人治法惟取烟油數枚折取烟油搽目內忍痛片時其蛆皆死然後再用溫水洗去烟油即愈 沈椿園聞見錄㨗拉巴哈台即準噶尔故地夏多白蠅為害觸人畜眼角輒遺蛆而去非以膠粘之不出其拔帶中丞肇

記云西北臺站及伊犁等處出一種野蠅亂撲人面被其觸者眼角內即出蛆蟲痛癢異常有因此成瞽者土人多以烟油搽眼角治之然愈後目亦紅腫數日不消不若蒙古治法以魚膠一塊向眼角粘出之又不損目較烟油為佳

鼻烟 廣大新書有造鼻烟法香白芷二分北細辛八分焙乾豬牙皂角二分焙乾研薄荷二分冰片三釐乾烟絲為君乾絲一錢必配福烟六七分許右藥各為細末酌量配合不必拘分兩以色如糉色者良 有內府造洋造廣造及土烟數種鵝綠者最佳玫瑰者次之醬色者為下陳久而枯者不堪用出洋中者能進風發汗

香祖筆記近京師有製鼻烟者云可明目尤有辟疫之功以玻璃為瓶貯之象牙為匙就鼻嗅之皆內府製造民間亦尔張玉叔云近有廣東來者較內府尤勝有五色以蘋果色為上澳門紀畧西洋出鼻烟上品曰飛烟稍次則鴨頭綠色味酸謂之豆烟紅者為下常中丞筆記鼻烟或冒風寒或受穢氣以少許引之使嚏則邪穢疏散積懣亦解若刻不少間反有致疾者烟有多品總以洋烟為最取其滋潤不烈所以為佳

通關竅治驚風明目定頭痛辟疫尤驗

水水烟　沈君士云水烟真者出蘭州五泉山性尤峻削豁痰消食

開隔降氣虛弱者忌服亦解蛇虺毒予家有姻戚餽食品因天暮未暇食置篚中經宿為蛇涎所漬次日食之舉家皆患嘔吐腹痛惟一小僕免詢之則每食後輒服水烟也 蔡白雲言蘭州五泉種水烟其葉與枇杷葉相似與烟葉逈別

鴉片烟

臺海使槎錄鴉片烟用麻葛同鴉土切絲於銅鐺內煮成鴉片拌烟另用竹筒實以稜絲羣聚吸之索值數倍于常烟專治此者名開鴉片館吸一二次後刻不能離暖氣直注丹田可竟夜不寐土人服此為導淫具肢體萎縮臟腑潰出不殺身不止官弁每為嚴禁常有身被逮繫猶求緩須臾再吸一筒者鴉土出噶喇

吧海東札記鴉片產外洋咬𠺕吧呂宋諸國為渡海禁物臺地無賴人多和烟吸之謂可助精神徹宵不寐凡吸必邀集多人更番作食鋪席于此衆偃坐卧席上中燃一燈以吸數十口多或至百餘口烟筒以竹為管大約八九分中實椶絲頭髮兩頭用銀鑲首側開一孔如小指大以黄泥掐成壺蘆様空其中以火煅之嵌入首間小孔上置鴉片烟于葫蘆首烟止少許吸之一口立盡格格有聲飲食頓令倍進日須肥甘不爾腸胃不安初服數月猶可中止迨服久偶輟則困憊欲死卒至破家喪身凡吸者面黑肩聳兩眼淚流腸脫不收而死

主治胃脘痛神效

烟筒頭中煤
濟急良方治蜈蚣咬傷取烟筒頭內硬煤擦之立時止痛

藏香
出西藏作團成餅者良如香炷者次之紫黃二色氣甚猛烈焚之香聞百步外者眞僞者名京香不入藥 有出打箭爐者不及西藏出者為第一有紅藏黃藏紫藏之分 蕭騰麟西藏見聞錄云藏香有紫黃二色粗細二種各處皆有惟產于巴塘者為最 朱大駿云親見藏香有黑如墨者燃之催生甚妙 宓元良云藏香

紫黃二色紫者內有瑣瑣葡萄汁合成故色紫性闢闢竅透發而上升能發痘瘖黃者性下降可催生不可亂用　蘭人達遠云藏香有綠色者云最貴焚之嗅其烟可清目不知何草合成　葉明齋云藏香中有一種白色小丸子焚之氣頗幽爽亦係番僧所貢不知何名其香氣嗅之可治老人腸燥氣虛便秘入廁時焚一二丸最好亦可治痘　馬少雲衛藏圖識藏香有紫黃二種真者焚時烟淩霄漢蓋以珍寶屑合成之又出黑白香白香亦名吉吉香黑香亦名唵叭香　斂樓藏香祇有紫黃二色為正品其所云綠黑白諸色皆屬他香近亦罕見姑存其說以備考　王景畧曾為

織造寅公製藏香其方云得自拉藏予求其法附載于此速香二斤沈香黃熟香黃檀香廣木香各四兩春花甘松三柰玫瑰瓣母丁香細辛檜皮生軍排草乳香金顏香唵叭欖油蘇合油伽倆冰安息各二兩右各為極細末以頂好榆麪二斤火硝十兩化水加老醇酒調和為香

殺邪治祟功同蒼朮痘瘡不發㸃床角上令兒聞之能透斑甚妙愈瘄催生明目

按痘乃先天胎毒非火不結因感而發最忌燥烈安得以香氣薰觸不愈使其枯裂予透斑之說予終未敢深信蓋凡香皆作燥熱

者尤烈夫痘醫曰苗痘發曰花既曰花未有不喜潤者安得以香
燥助其毒即能透斑終恐乾紅而歸黑陷耳

本草綱目拾遺卷三

土部

楊妃粉

產馬嵬坡上取之者必先祭然後掘之去浮土三尺有土如粉膩滑光潔於女子最宜澤肌有效

職方典出陝西西安府女面有黑黝以水和粉洗之即除

拭面去黝䵟雀斑美顏色

丹竈泥

嶺南雜記出羅浮山以粉紅色者佳粵志羅浮沖虛觀後有稚川丹竈取竈中土以藥槽之水和之丸小粒投水中輒有白氣數

縷沖射四旁生泡不已哈哈有聲頃之一分為二二分為四四分為八然後融化服之可療腹疾道士號為丹滓嘗以餉客治暈船不服水土等症丸如豆大飲水調服

洗手土

坤輿與雞足山有迦葉洗手土彼方人若頭痛者以些少搽之即瘥

烏金磚

乃多年糞窖中磚也取起一塊洗淨以清水煎熬撇去浮沫候浮沫淨其汁亦濃每服一二盞治痘不貫漿虛弱無力者大效

蛆鑽泥

乃糞坑中蛆鑽之泥其質鬆凡蛆在泥中過冬必鑽此土作窠蛆過冬則短縮頭生二角白如蛹清明後化黑蟲而去蛆必退殼每退乃大其退時輙扒越牆石從高墜下退一節再扒再墜如是屢次則全退矣此泥有蛹故入退管藥用須冬時取

治痔漏多年起管用蛆鑽泥一斗晒乾以五升炒熱袋盛令患者去褲坐其上則稠水膿血淋下久之泥冷再用五升炒熱接盛坐之如此一袋坐則一袋復炒泥炒熱又易換過數次則稠膿自盡二度後管自退出又不傷人屢用屢效之方也

觀音粉

處州府志云和山中有白墡泥以水攪矴而取之和糯米粉一斗蒸食之可以療飢名觀音粉生山土內白如粉絶細膩歲荒鄉人輒掘取之和麥麪作餅餌以食但不可多食多食能令便閉腹重以其土性滯澀腸胃也生洞內者不可服恐其有蛇虺涎毒

鄭仲夔冷賞載云丙子歲荒弋陽石窩村菴僧夢大士告以山下土中有石粉可取充飢如言往掘果得之儼若蕨粉研細作餅蒸熟甘美異常人聞而競採之或有以葷油果者卽苦甚不堪食口名大士粉卽此　綱目石部載石麪卽此以爲不常生不知今山

中皆有瀕湖主治止言益氣調中食之止飢而不知其去濕之功十倍於蒼朮蓋亦土能制水之意耳

味微甘苦性平解蠱毒逐水腫明目療濕黃

丹術家名黑龍丹係燒馬糞釜臍煤

烏龍粉

生肌收口藥用之摻瘡口即驗

白碌砂

一名翠白古方有用之者乃舊定窰器末也近窰火氣未脫有毒能腐肉不宜服

青磁末曰翠青本經逢原白磁器研細水飛敷

癰腫可代鍼砭又點目去翳　百草鏡云白硃砂係古磁白色者研粉入藥以其年久無火毒之害必不得已用破碎定窑入土過者火煅醋淬研細水飛用今人以近日窑器白色者代用誤矣接外科有九種十三根法凡種癰留根有白磁種能令患毒不收口時以取稱今逢原云用以敷癰腫恐種毒留根不宜誤用或加入膏中以代針可也然亦以少為貴

接斷骨神效方黃氏醫抄研極細末同黃蠟丸酒吞三錢取汗出骨接有聲片時即復　去翳障得效方有點眼翠白丹用之錄驗方有推雲散翠青翠白同用　醫學指南有撥雲能光散中用白

硃砂以童便合醋煅製二十一次方用　治隔羲復方用白磁片
燒紅醋淬七次研極細燒酒服三韲　臁瘡起沿白硃砂煅紅淬
入乾燒酒內四兩七八次以酥為度研細水飛海上藥一錢加冰
片三韲研細摻之膏藥蓋貼孕婦勿服能墮胎慎之　鱔損頭葉
氏方用細磁器為末香油調塗立效　綱目四卷主治內云白磁
器水磨可滅瘢痕
治跌打閃肭傷方白硃砂即同青磁器用火礶燒紅童便淬七次
研成粉淨用三錢乳香沒藥俱去油各一錢三味研為細末用好
黃酒送下三日一服三服即全愈　難產催生便易良方白細碗

鑄銅礶

研碎末一錢酒吞下立刻即產臭血不止慈惠編定窑磁氣乳極細末吹少許入鼻孔內立止

遠近星障　眼科要覽白硃砂牛黃熊膽白丁香珍珠冰片各一分石燕石蟹琥珀珊瑚各三分甘石煅三錢麝香半分共為細末蜜一兩調點

器

鑄銅罐

雲溪方浙江湖州人每糙爐起他州代人鑄銅杓鍋鏟其泥罐不輕棄可入藥

治小兒頭生軟癤出膿水不乾仍復癩腫用罐搥細末醋調敷之

膿自溢乾追泥落而疾自愈

白蠟塵

此乃白蠟面上年久積塵掃取貯用

治瘵蟲 萬邦孚家抄

檀香泥

乃檀香心中所含脂垢不易得色如塵土故以泥名蒸之亦作檀

香氣

治胃氣滞痛肝鬱不舒

席下塵

治水腫　聖惠方治遍身水腫用鹿蔥根葉晒乾為末每服二錢
入席下塵半錢食前飲服

回燕膏

本草經疏朝北燕窠土名回燕膏
治瘰癧經疏合胡燕窠内土研敷有效

鞋底泥

瀕湖綱目引藏器本草治不服水土用而外治無聞焉今補之
治停耳頭瘡　良朋彙集人生耳底即停耳用鞋底陳土吹入耳
内即乾此土又治頭上瘡不乾擦上即好

一切無名腫毒　用獨郎蒜一枚津唾磨鞋底泥箍之三五次即
消

鼠穴泥

治偏正頭風　救生苦海用老鼠洞內泥炒熱乘熱絹帕包頭上
卽愈

椅足泥

物理小識此泥炕乾可以生肌

狗溺硝

此乃狗溺石墈上多年結成如硝樣取之水飛用或甘草湯拔去

穢氣用

性涼色清白治咽喉腫痛等證能降虛火

雞腳膠

出雲南雞足山近地土中俗名雞腳膠土人往往從土中掘得形如碎磚入火即烊如膠然故名終不知何物所結也

治風如神煎湯服

金部

鐵線粉

色黑產廣中以香炷點之有烟起如蚊子飛者真陳廷慶云色白者真此乃鎔鐵鍋中浮起白沫如枯礬者若色黃黑者假

治癬神效　百草鏡云癬久不愈者先以薑擦患處後以粉敷之又云用醋調搽忌薑椒一切發物　楊春涯驗方云廣東剔癬粉治癬神效其色如沉香末則是鐵線者乃剔癬之誤也

兩腿陰面濕癬　毛世洪經驗集以荸薺蘸鐵線粉擦之立瘥鐵線粉卽以炮中括下銹粉也

粵中洋行有船上鐵絲帶來售中土日久起銹用

刀刮其銹末名鐵線粉其色黄如香灰帶白色者乃鎔鐵鍋中浮起白沫搗細而成亦名鐵線粉廣中有此二種

開元錢

無顔錄唐開元錢燒之有水銀出可入藥以楊妃手掐痕者佳以火煅紅淬醋中六七次用之入目者磨用入散者同胡桃研成粉用

明目醋煅入眼科治小兒急慢驚風以楊仁齋直指有孔方見歐

治慢脾驚風利痰奇效用開元錢背後上下有兩月痕者其色淡黑頗小以一個放鐵匙上炭火燒四圍上下各出珠子取出待冷

傾入盞中作一服以南木香湯送下或人參湯亦可錢雖利疾非胃家所好須以木香佐之

噤口痢張氏必效方開元古錢一個火煅醋淬以錢色爲度研細末拌粥内食之如十分沉重并粥不能食者以温開水調下一二時即思飲食矣然後用薄粥漸漸開導再用調理脾氣自愈

折傷接骨槐西雜志交河黄俊生言折傷接骨者以開元通寶錢燒煅醋淬研末以酒服下則銅末自結而爲圈周束折處曾以折足雞試之果接續如故及烹此雞驗其骨銅束宛然此錢唐初所鑄歐陽詢所書其旁微有一偃月形乃進樣時文德皇后誤掐

一痕因而未改也其字當迴環讀之俗以爲開元錢則誤矣周氏方治跌打損傷用開元錢一個醋煅和酒服至重者用二個立愈　古方選注云唐時開元錢亦可入藥功專腐蝕壞肉　陳藏器曰能直入損處銲人斷骨

廣志自河頭至高廉二郡皆用唐宋錢開元錢以平頭元爲上尖頭元次之有萬歷錢則以政歷爲上以歷字左撇直下也　古錢皆可治病如漢之五銖秦之半兩其質薄多青綠剝蝕痕醋煅入入眼科綱目已載之世亦多有知者秋燈叢話載順治初湖南孝感縣民多病瘡或于古錢中檢周元通寶錢一文持之即愈遠近

嗌傳每文價値制錢一緡若是則又不止開元錢可用也然準古
酌今入藥惟開元錢爲當故特爲拈出以廣其用

王楙野客叢書唐之錢見于今者有二開元通寶與夫乾元重寶
接食貨志開元通寶高祖時鑄徑八分得輕重大小之中其文以
八分篆隸三體洛并幽益桂等州皆置監賜秦王齊王三鑪右僕
射裴寂一鑪高宗復行開元通寶錢天下皆鑄之元宗亦鑄此錢
京師藏皆徧天下而乾元重寶錢肅宗命第五琦鑄錢徑一寸每
緡重十斤與開元通寶參用以一當十琦爲相後命絳州鑄此錢
徑一寸二分每緡重二十斤與開元通寶並行以一當千乾元錢

惟肅宗朝鑄而開元錢鑄于累朝所以至今尚多　按開元通寶錢有二種一種有手指痕儼如月眉輪廓微灰銅色頗古卽世所稱楊妃手痕者閱譚賓錄載錢文如甲跡者因文德皇后也武德中廢五銖錢行開元通寶錢此四字乃歐陽詢所書初進樣后掐一甲痕因鑄之始知今所傳乃開通錢也存以備考

萬歷龍鳳錢　婦人臨産握錢一文手掌内可催生

菜花銅風磨銅

藥性考此天生者奎之黄銅乃赤銅合爐甘石煉成

味辛宜製刀切藥性味不改打箔用不損傷劑能斂金瘡傷口强

金痺益肺除一切風痺

風磨銅出西番置風露中色燦如金佩之除一切風疾

白銅鑛白銅附

此乃礦中白銅質脆今時用白銅以赤銅砒石煉成有毒不堪用

辛溫治風散毒敷牛馬瘡亦續筋骨

白銅

辛涼鎮氣不足益肺下疾伐肝明目藥性考

紫銅鈔錫鈔

產雲南入藥鎮心刹肺降氣墜痰火煅末用可罨續筋骨折傷

錫鈔

有毒磨塗疔腫

風磨銅　白銅鑛　白銅　紫銅鈔　錫鈔　鐵花　馬口鐵

錢花

藥性考此乃鑄錢爐中飛起黃沫輕鬆者佳

主敷騾馬迎鞍瘡

馬口鐵

一名馬銜鐵乃馬口中嚼鐶是也其性愈久愈軟市人以之打簪鐲戒指僞充銀器儼如真者或以作包金地子皆好年久者質軟更得馬之精液入藥良

味辛煎湯治小兒驚風

金頂

品級考頂製以銅外鍍以金七品以下皆純鍍金七品以上則嵌珍石不同入藥取純銅鍍金色舊難用者良先以甘草煎湯乘熱洗用

治頭風及口眼喎斜傳信方袁良臣云煎湯煮藥有效舊雀頂更妙

絕邪瘧余機云取年久色舊純金頂一枚以紅絹囊盛之藏卧席下勿令病人知自愈

接頂製加于冠首日受陽氣熏浹又得風日之氣年久者得氣愈厚凡金之屬皆能剋木風屬巽巽為木故能治風斜絕邪瘧者亦

金頂　烏銀

取正氣以定之耳

烏銀

綱目銀下附烏銀言用硫黃熏銀則色黑成烏銀養生家製爲器承露飲之長年辟惡止載其服食功用而不言有治病之用故從行篋檢秘方得其法以補之

治翻胃如神用紋銀錢一分硫黃一斤將硫黃分作一百二十包取大傾銀礶將銀放入礶内炭火上煅將硫黃逐包投入礶内黃盡爲度取銀爲末初服三分二次服二分三次服一分再加丁香茴香藿香沈香各三分麝香一分分爲三服每服用銀粉二分冰

一鍾煎藥至半鍾將銀粉空心送下作三日服完即愈

子母懸

翟鈞川掌記子母懸出貴州鉛鑛中乃鉛氣之精所結得其大者成塊有數十斤生鋈為洗盆沐頭面鬚髮至老不白明目去瘢痣澤容潤肌凡人面有紫黑癍記久沐盡去

解毒去疣贅息肉烏鬚髮明目

銀銷 一作油

此乃傾銀鋪鎔銀脚也凡鎔銀入礶必多用硝及硼砂黃砂以去鉛銅雜脚則成十足成色為紋銀其礶底所餘黑色滓渣名曰銷

有毒不可誤食食能墜人腸此物無入藥用者故綱目銀下附烏
銀雖無主治尚列其名而銷未及焉者或以其毒而棄諸人有悞
食者急用黃泥水服二茶盞可解或每日用飴餹四兩作小丸不
時以芝蔴油吞下俱可瀉其毒出須服至百日外無恙 經驗廣
集服銀銷水者烏梅湯灌之即解 楊春涯驗方誤食銀銷油帶皮
綠柿連吃數十枚冬月吃柿餅茨菇汁可解神妙
治癬 救世青囊凡頑癬用銀銷不拘多少盛磁盤內安放露天
將盤微側使銷沾露有水流下抓破搽之
內府萬應膏 慈溪陳氷東得来用銀銷一斤黑芝蔴油二斤先

將銷入油内浸十日敲碎同油煎至四五分熟用絹袋濾去銷入炒黃過飛淨東丹一斤熬成膏治一切無名腫毒癬瘡痔漏發背疔瘡一貼即愈

五雲膏　不藥良方治馬刀瘰癧及鼠瘡已潰者用銀黝子四兩搥碎黃丹八兩飛淨香油二十兩用砂鍋一個盛香油火温候油熱將黝子投入油以桃柳桑槐棗五枝攪之候起珍珠花撈去渣用布濾淨將油下鍋慢慢將黃丹篩入油内仍用五枝不住手攪之以滴水成珠為度取出收貯用時勿見火以重湯燉化紅緞攤貼

石部

吸毒石

汞棟書影叢説云吳江某姓有吸毒石形如雲南黑圍棋亦有白色者有大腫毒者以石觸之即膠粘不脱毒重者一週時則落輕者逾時即落當候其自落不可强離也强離則毒終未盡俟其落時預備人乳一大碗分貯小碗以石投乳中乃百沸踴躍再易乳復沸如前俟沸定則其石無恙以所吸之毒爲乳所洗盡也否則石必粉裂云得之大西洋番嶺南雜記云出西洋島中毒蛇腦中石也大如扁豆能吸一切腫毒發背亦可治今貨者乃土人捕此

蛇以土和肉舂成如圍碁石子可吸平常腫毒及蜈蚣毒蝎等傷置患處粘吸不動毒盡自落浸以人乳變綠色即遠棄之不撓即裂下次不驗眞腦中石置蛇頭不動者眞張菉猗言吸毒石乃蛇蟄時口中所含泥驚蟄後吐棄穴畔人取貨之按庚辛玉册云蛇入蟄時含土起蟄時化作黃石並無此事如菉猗所言縱有之亦蛇銜土耳何能吸毒耶泰西石振鐸本草補云吸毒石又名蛇石有兩種小西洋有毒蛇頭內生一石如扁豆仁大能拔除各種毒氣此生成者也土人將蛇石并本蛇之肉與本處之土爲末造成如圍碁子大此造成者小西洋用蛇石大西洋惟用藥製凡

遇蛇蝎蜈蚣等傷及癰疽大毒一切惡瘡用此石置患處則緊黏不脱其毒吸盡則解脱須防墜損以綿毡等盛之吸時只可一二時不脱亦當摘下否則石碎脱離時急用乳汁浸之或人乳便牛羊乳亦可浸至乳汁畧變綠色或黄或黑是其毒盡也或諸乳皆無以温水浸之亦可浸之稍遲石即受傷不可再用矣既浸之後又以清水洗淨拭乾收貯但所浸乳汁有毒在内須掘地坑埋之免傷人畜或患處無血用小刀剖損微見血出方能黏也或預服解毒湯藥内攻再用此石吸之更妙如試此石置毒蛇頭上蛇即不敢動然亦必須乳汁浸如前法則石不傷矣　紀曉嵐先生

灤陽消夏錄云小奴玉保烏魯木齊流人子也初隸特納格爾軍屯嘗入谷追亡羊見大蛇巨如柱盤于高崗之頂向日曬鱗遍身五色爛然如堆錦繡頂一角長尺許有羣雉飛過張口吸之相距四五丈皆翩然而落如矢投壺心知羊為所吞矣乘其未見循澗逃歸恐怖幾失魂魄軍吏鄔圖麟因言此蛇至毒而其角能解毒即所謂吸毒石也見此蛇者攜雄黃數斤于上風燒之即委頓不能動取其角鋸為塊癰疽初起時以一塊置瘡頂即如磁吸鐵相粘不可脫待毒氣吸出乃自落置人乳中浸出其毒仍可再用毒輕者乳變綠稍重者變青黯極重者變黑紫須吸四五次乃可盡

餘一二次愈矣予從兄懋園家有吸毒石治癰疽頗驗其質非木非石至是乃知爲蛇角矣　敏按吸毒石曉嵐先生以爲即大蛇之角萊猗以爲蛇含土悉皆非是瀕湖綱目蛇角一名骨咄犀引輟耕錄及松漠紀聞曹昭格古論諸書止言能治癰毒並無吸毒之說書影叢說及嶺南雜記皆斷以爲石其說詳核可從故列石部兼採諸說備証至蛇含土乃蛇黃也與此更迥別尤不辨自明

治一切無名腫毒及毒蟲傷以石吸之立盡

天生礦

毘陵劉霽軒先生諱煥章任浪穹令有天生礦紀畧自浪穹東城

外五里有温泉焉乃昆明海洱之委也周圍三里許泉底産硫黄水熱如湯投以雞蛋可熟中流峙一平巖名九氣臺中空而旁穴穴凡九温泉注其内其氣熏蒸上浮于石沾濡流泱如垂乳然積時既久質漸堅色甚瑩白歷數百餘年其色灰蒼堆聚岩下堍碕玲瓏與巧石相似土人掘取之以為其性大温補命門真火虚寒諸症服之厥效如神蓋硫黄泉之熱氣所結質最輕清又久而後成故功效遠過于石硫黄也今土人建魁星閣於九氣臺上爲滇邑勝跡云

治腸症補命門火衰餘功同倭黄

按西儒高一志空際格致云硫黃有人造者有天生者天性者外如灰色內如黃泥而淡其體濃肥其味苦鹹其氣臭毒其性燥熱故近火則易爲養也

倭硫黃

出東洋琉球日本呂宋等國以日本者佳其色白如蜜氣不臭烈光潤而嫩高濂四時修合方云船上硫黃倭夷海船上作烪塗縫者佳人不多見俱以市硫有油者用船硫色如蜜者黃中有金紅處如七月石榴皮打開儼若冰晶有光金非鬆脆性如石硬者真按硫出內地者取土與油煎熬而成氣腥觸鼻作老黃色倭產者

嫩白瀨湖集解但引庚辛玉冊所載石土二種於倭硫卻無考據僅云倭船者佳不知倭黃與內地者迥別也其附方內所載本事方之陰症傷寒博濟方之陰陽二毒瑞草堂方之酒皶赤鼻宣明方之鼻面紫風皆用舶上硫黃者斷不可以內地臺黃代用故補著其功於左

百草鏡：白硫黃出琉球國，名倭黃，洋船帶來，質堅如石，不臭，光潤滑澤，形如滴乳者真。

物理小識：舶硫如蜜黃中有金紅處，擊開如水晶有光，令青硫不佳也。蓋陽氣入地遇水則死爲硫，升雲則爆爲雷，乃生養萬物之源，故以金紅者爲第一種，但須善製耳。遇硫毒，研釜底煤泡湯飲，以煤爲伏之宅，硫本湯伏

見而服也　岳鹽臺秀峰先生曾語予云在京師見倭黃如梅花式成餅色亦不甚白握手中置耳畔聽之索索作聲如蟲鳴云此種係倭船來者特筆於此以俟考

性大熱味微酸有小毒補下元助陽道益命門火衰於老人尤宜滅瘢殺蟲治瘡通血止瀉痢

煖肚封臍膏　周氏家寶夏天貼之秋後不生痢疾用韭菜子蛇牀子大附子各一兩肉桂一兩川椒三兩倭硫黃一兩麝香三分獨蒜一枚麻油三斤入粗藥浸半月熬至枯色去渣熬至滴水成珠加黃丹十二兩再熬俟冷加細藥聽用孕婦忌貼

登仙膏 萬氏家抄云此藥存精不漏固體壯陽强形健力凡交不泄可採十女之精兼治腰疼下元虛損五勞七傷半身不遂膀胱疝氣下焦冷氣小腸偏墜又治二三十年腿疾疼麻陽事不舉婦人白帶血淋陰痛血崩皆宜貼之麻油一斤四兩入甘草二兩熬至六分下諸藥 第一下芝麻四兩 第二下甘草二錢 第三下天門冬麥冬遠志俱酒浸去心生地酒洗熟地酒蒸牛膝去蘆酒浸蛇牀子酒洗虎骨酥炙兔絲子酒浸鹿茸酥炙肉蓯蓉酒洗去甲膜川續斷紫稍花木鱉子去殼杏仁去皮尖穀精草官桂去皮各三錢文武火熬至枯黑色去渣下飛過黄丹半斤 第四

下松香八兩槐柳枝不住手攪滴水不散　第五下倭硫黃雄黃
龍骨赤石脂各為末二錢再上火熬半時　第六下乳香沒藥木
香母丁香各末五錢再熬離火放溫　第七下蟾酥麝香陽起石
各二錢滴水不散　第八下黃占一兩用磁罐盛之蠟封口入井
中浸三日去火毒用紅絹攤貼臍上如行房欲泄以婦人唾津潤
去膏藥即泄便有孕
寶珠丹　行篋檢秘此藥能助筋骨補血長肌固元未貼此膏之
前先用擦久易丹擦腰眼三日後再貼此膏赤石脂天冬麥冬生
地熟地紫梢花蛇牀子鹿茸穀精草防風元參厚朴虎骨兔絲子
倭硫黃

木香各一兩母丁香肉桂川斷赤芍黃氐肉蓯蓉白龍骨杜仲各一錢五分附子一個生用萆麻子一百粒去油穿山甲一錢五分地龍去土二錢木鼈去殼不去油切片倭硫黃沒藥各一錢血竭一錢乳香二錢粉香黃蠟各四錢麝香少許麻油二斤將藥入油浸三日後入鍋内熬至黑色去渣用槐柳枝攪次下黃蠟松香再下細藥滴水成珠不散為度磁器收之絹緞攤貼腰眼其效如神

擦久易丹　肉蓯蓉良薑蛇牀子丁香馬蘭花韶腦各一兩木鼈蟾酥少許為末煉蜜為丸如彈子大每用一丸擦腰眼千百遍軟絹紬護之一日不解三日後貼前寶珠膏

七寶丹 高濂修合方治久患瀉痢不瘥者服之即效老人及脾洩滑宜服用附子童便和黄泥炮五錢當歸一兩乾薑五錢吳茱萸厚朴薑製花椒各三錢舶硫黄八錢七味為末米醋和成兩團白麵和作外衣裹藥在内如燒餅包糖一般文武火煨麪熟去麪擣為末蜜丸桐子大諸痢米湯下二十丸空心日午服宿食氣痛不消薑鹽湯下

神效乾丹 演揲兒集此藥堅陽益腎强筋力和血脉種子如神天雄三錢去皮尖雄精三錢鴉片三錢蟾酥三錢母丁香尖者四粒人參樟腦瓦上昇淨霜各三錢乳香没藥去油各五分倭硫黄

三錢共研末用絹羅篩外麝香二錢研極細另包將白芨不拘多少以數用為度放碗內用滚水泡開將白芨裝入絹袋內擠汁去渣再用蘇合油三錢同白芨汁和藥調勻將麝香末灑上做成錠放磁盒內陰乾或將口封固畧曬候乾研擦

剪根丸 經驗廣集治胃氣一服除根冷痛尤效元胡索胡椒五靈脂白荳蔻各五錢倭黃如無用石硫黃水浸早晚換水取出用磁器鎔數沸放土上候冷再用水泡過洗淨一兩木香切片二錢五分研細末拌勻收貯體壯者服一分弱者八釐老人幼童五釐取溫酒半小鐘調服入密室一切食物不可吃待次日吃稀米湯

至五日後方可吃乾飯永不再發孕婦忌服

石腦油

出陝西延安榆州等處乃石中流液也格物須知云石腦油真者透金銀惟真琉璃可貯滴入水烈焰遽發魚鼈皆死撲之以灰則滅　常中丞宦遊筆記西陲赤金衛東南一百五十里有石油泉油生水面如肥脂色黑氣臭取以燃燈極明可抵松膏或云可治瘡癬　筆談鄜延脂延安石油也生于水與沙石與泉水相襍惘惘而出土人以雉尾裛之入缶中頗似漆燃之極明元和志石油泉在玉門縣東一百八十里泉中有苔如肥肉燃之可代燭

此油能于水中發火如燃此油沃以水其光愈熾以灰撲之則滅按此即古之石漆也漢書註延壽縣南有山石出泉漾漾如不凝脂燃之極明不可食縣人謂之石漆張華言延壽縣南山有溝脂始黃後黑謂之石漆方鎮編異錄謂之地髓時珍以為石腦油一曰硫黃油今雲南緬甸廣之南雄皆有之聞見雜志蜀富順縣火井先以木火下引而上用大竹破半去節火由內行可引入竈下煎鹽其火色青綠余紅井中油用紙布撚燃入水沈底不滅搽瘡癬立愈此亦石腦油之類 北史屈茨川在龜茲國西北大山中水如膏流出成川行數里入地狀如醍醐甚臭人齒髮落服之

再生癧人服之亦愈此亦地溲石腦之類通志畧龜溺亦名石腦油與此別

治白禿堆灰俗名狗屎蠟梨瘡雞頭以此油塗上立瘥又治頑癬風癩惡疥

無名惡毒救生苦海緬甸出石油即石腦油在石縫流氣臭惡不可聞色黑用塗惡瘡良又治癧毒

東西洋考三佛齊在東南海中本南蠻別種後為爪哇所破更名舊港產猛火油樹津也一名泥油大類樟腦第能腐人肌肉燃置水中光焰愈熾蠻夷以制火器其烽更烈魚鼈遇者無不焦爍斂

神火

按此即石油觀其一名泥油可知非樹脂也洋考悞以為樹津故取附石腦油下

神火

救生苦海有取神火法用礮砂一斤帶水研細以滾水沖之面上有浮起細沫一層用荊川紙拖水面其沫即粘著紙上將紙曬乾掃下即神火也其砂澄清去水再研再沖見有浮起沫依前法拖曬如此六七次直至無浮起沫方止每砂一斤約可取神火八九分用為金紙包收貯

性能拔毒收口凡癰疽毒瘡難收口者以神火少許鵝翎蘸掃膏

藥上貼毒水易乾瘡口易斂為外科聖藥

天龍骨

乃千年塔頂石灰也瀕湖石灰條下附古墓中石灰名地龍骨艙船油石灰名水龍骨而獨遺此特補之　盛再華云塔上石灰受天陽風露之氣燮悍烈之性而成溫和故能定痛生肌止血去濕為金刃要藥內服亦良

外治止血生肌塗惡瘡腫痛寒濕臁瘡內治心腹痛烏痧脹婦人血崩漏帶男子久痢便血及一切打撲損傷惡血凝聚腹痛欲死者俱可服

天龍骨　玉田砂　瑤池砂

白虎丸治一切青筋腹痛萬氏家抄天龍骨不拘多少去泥土水飛過丸如桐子大每服五十丸看輕重加減燒酒下初覺頭痛惡心腹脹即進一服當時血散若過三五日青筋已老者多服取效

玉田砂

本經逢原云夏月發麻疹用之良亦河沙中之一種也綱目失載

瑤池砂 水附

天朱排山柑園雜識喇嗎嘗進瑤池水水香如蓮色白而重以玻璃器貯之數百年不涸不變久飲未能療百病康熙五十三年遣理

藩院員外盛桂取之自京師出西寧口望北行凡七千里至星宿海即世所稱火敦腦兒也更西北行三千里達崑崙山山形如桃皆積雪人不能上測影高三百餘丈山前名孔雀門後名馬門左名獅門右名象門山四隔各有一山皆低于崑崙孔雀門内有池名麻蓬達嚩華言天河也四山之水合流于天河河水伏流至星宿海復流出入中國去崑崙西北四五里即瑤池池匝百八十里岸傍皆雪水小有五色細砂滑膩可食取水一瓶并圖山川風土而歸往返凡二年零六月

稀痘取砂與小兒常食之即永不出痘

木心石 樟巖附

生古木中圓如雀卵中色正白著木處爍如黃金書影叢說有孝子某母常患心痛日久不瘳孝子日禱于神求治一夕夢神曰爾母疾必得木心石乃愈醒而遍訪名醫皆不知此石一日入山忽見二人解木下鋸有聲孝子乃悟急止告以故視鋸下有石持歸磨酒與母服痼疾頓除

治心痛

按造化之用無風不能生物無火不能結物故萬物之動者皆生于風萬物之靜者皆凝于火觀于火死而質不朽可知木性疎達

得風以生之是以自萌而芽而苞苞坼而花而實皆得風以散之春榮秋落如有知也其實與脂質之靜者均屬于火火為木子所以樹老則自焚火鬱必泄也木心有石乃風不能散火鬱于內又不得泄致其脂液凝聚至精者久則變而為石餘者皆朽如松脂成琥珀之脂成瑪瑙所謂物物有一太極也心為人身之太極主中宮而至靈以至變之物治之則合同而化故能愈此疾論事雖變而論理則常也

樟巖　沈氏秘檢樟樹內有石名樟巖

治心痛能通五經煆研煎酒服

仙人骨

輿地志雲南鎮南州山中出碎石如朴硝土人掘取作粉貨之相傳仙人曾化于此因名焉　南詔備考鎮南州城東二十里山中世傳仙人張明亨遺蛻瘞此　滇畧南詔時張王一生遇呂仲于呂合驛王得度上昇張不能從憤而死埋骨山中化爲石瑩澈如水晶傳一切瘡瘍立愈　杜昌丁藏行紀程楚雄府七十里至呂合有呂祖廟去村數里山腳有仙人骨如水晶能療瘡癤相傳仙人爲呂祖所度又三十五里爲鎮南州

治一切瘡神效取粉敷

禹穴石
產四川龍安縣府石泉縣石紐鄉以紅如漢血者佳四川通志出
石泉禹穴下石皮如血染氣腥以滚水沃飲之能催生
治難產

桃花鹽
柑園小識桃花鹽產澤旺每春深紅如桃花至夏紅色漸減秋冬
色白入春仍紅胃痛人炙鹽熨之立止
治胃痛以鹽熨之立止

瘤卵石

禹穴石　桃花鹽　瘤卵石　松化石

池北偶談高陽民家子方十餘歲忽臂上生宿瘤痛癢不可忍醫皆不辨何證一日忽潰中有圓卵墜出尋化為石劉工部以一金售之用治膈症如神

治痞結膈症

松化石

唐書僕骨東境有康干河斷松投之輒化為石其色佳謂之康干石　錄異記婺州永康縣山亭中有枯松因斷之悞墮水中化為石取未化者試于水隨亦化焉其所化者枝幹及皮皮與松無異但堅勁博物志云松本石氣石裂受沙即產松松三千年更化為

石輿地紀宋建炎間遂寧府轉運使衙内後圃有松石外猶松樹而中化為石又重慶府永川縣有石松坪有松化石石質而松理或二三尺許大可合抱然不過相望數山有之俗呼雷燒松神仙傳松三千年當化為石　張菉漪塗說松化石有黃紫二色質理甚細皮上有水紋或松皮紋亦有節暈紋者天台山間有之西北亦產乃年久折松入淵水得地氣變石且有變不全尚帶松質者入藥宜用全化者服之令人忘情絕想

治相思證凡男女有所思不墜（遂）者服之便絕意不復再念

斂按松化石乃有情化無情為陽極反陰之象男女愛慕結想成

雲板　瀚海石　竅沙

病致君相二火虛麿妄動鑠耗眞陰魂狂魄越神不守舍非此反折之使入和平不可正取其貞凝之氣以釋妄緣也瀕湖石部不灰木後附松石云松久所化不入藥用殆未深悉其奥妙耳

雲核

羅浮志雲核出羅浮亦雲母之類黄者出黄雲峰白者出白雲峰研屑服之久能吞吐五色雲

性平服之延年卻病功同雲母

瀚海石窾沙

朱排山柑園小識瀚海石出瀚海地近澤旺爲方三百里無冰草

其石大者如爪如拳小者如芋栗亦有如珠如豆者皆具五色如瑪瑙有竅而中虛其竅中有沙可入藥石質堅其外可碾其中不可碾故每因形成器

主明目

巖香

凡深山中石巖洞壁上有泉滴下年久其水流處則生水結乃至陰之精華憑石乳滋液乘風力而結者土人名巖香俗呼水域鑿石取之色白如窯灰置手中冷入骨者真

百草鏡云性寒敷湯火傷金瘡出血用水域火煆醋淬研末同白

果肉水浸擣汁和服七分可治白濁亦入眼科用

龍窩石

名勝志出盧山溪中及有龍居之所此石夜覺涼冷者真王伯厚云深山有龍蟄處皆有之土人俟龍升去乃跡而獲之有五色以透明者煅用生用有毒敲碎投醋中片片能動而相合者良

性太寒磨面能滅瘢痕解熱瘡毒煅粉撲暑痱立消

按龍體純陽凡陽之體以陰為用故其蟄處石皆性冷入血更涼者真陰為用也投醋中輙能相合者龍乃東方之神應木木味作酸石氣精氣所以遇醋而能合其功能解熱滅瘢亦取其寒斂之

性以奏效耳又至今猶在健如三十許自言百五十餘歲矣

石髓

福建續志石髓出泉州安溪長潭石罅間接骨如神療內傷折骨
酒研三分服能接斷骨不可多服多則骨大山出雄黃有大毒

紅毛石皮

出粵澳門來自紅毛國中國用作大石外皮白如粉甚鬆脆者人
去其皮其中石質售為火石皮不甚貴重任人搬取
治金刃傷以石皮擣粉功勝千年石灰云可以粘合皮膚裂痕

金精石

福建續志出永春州雙髻山等處其石似鐵礦而鬆色如黃金
本草綱目金星石集解後引劉河間宣明方點眼藥中用金精石
時珍疑以為即金星石蓋未見續志也
去翳明目入眼科用

雄膽　雄窩黃附

六研齋筆記王存思太僕貴陽人云其土多山出雄黃有大至數
百斤者中又有浮沙成團如鵝卵曰雄膽破之有清水盞許急飲
之沈疴俱消壽二百歲特以山民頑獷遇之不謹即散漫不得飲
冉有一人飲之至今猶在健如三十許自言百五十餘歲矣

殺三蟲毒除痼疾駐容延年

雄窩黃　簪雲樓雜記雄窩底有雄黃黃氣遠射能辟毒物鄉人三四月中遍覓之為市其取黃法先以溺繞窩三匝從而掘之所獲約二三兩價倍于他產

海外三珠有轉胎法五月五日午時取金針花葉俗名鵝腳花單葉名金針花陰乾聽用婦人孕落月四十日之前將雄窩黃揀明透重一兩一塊者用葉包裹三四張外再用布包縫上孕婦腹前貼身衣上候四十日分娩生男不生女

解一切毒蛇傷辟邪魅山精

按雉窩有黃猶鸛窩有礬礜所以助陽氣能令子不毈也千金方
有轉女成男法用雄黃養胎取其陽精之全于地產然則不獨取
以解毒也竊謂雉之精氣呴伏既久人得佩之可解一切產厄于
孕婦尤宜

石螺螄

百草鏡出廣東修治與石燕同
治瞽目眼疾
按石螺螄形似螺螄而體質則石也亦石蟹石蛇之類故主治亦
大畧相似

貓睛石

墨莊漫錄宣和間外夷貢方物有石圓如龍眼寶色若綠葡萄號貓兒眼睛能息火然炭方熾投之即滅按此即寶石中一種貓兒眼也今雲南緬地寶井中有之

解蠱毒

辟驚石

一名辟驚風石本草補云西巴尼亞國有一處土中產石色黑而光嫩取而琢之或大或小佩孩童胸前遇邪風而起慢驚急驚此石代受其患邪氣盡收于石内自然裂破孩童無恙必須常佩永

遠方可無虞真可寶之物也
治急慢驚風一切天釣尸疰

奇功石

出大西洋形狀無可考本草補云此石能治婦人產難凡遇產難者用芝蔴油一鍾放此石在油內浸一宿後用此油擦婦人肚面即無難產之患或用此石綁在婦人大腿上即產產後隨時除去凡遇發擺子（中華名瘧）身熱或心中脹悶或胃氣疼痛或痰滯及錯食毒物等患將石或泡酒一碗水一碗浸一宿取此石用手擠一擠令此石氣汁下酒水內空心飲此酒水即愈血熱瘡疥飲此酒

水并塗抹患處患眼將此酒水或飲或洗皆妙

治心石

本草補生鹿腹中鹿食各種解毒之草其精液久積結而為石亦名寶石有二種一是鹿獸生成一是泰西名醫至小西洋采珍葉製成服之令毒解不攻于心故曰保心石用法以刀刮如麥大者六粒為粉調服多用亦無害更增加精神常服此藥酒水隨人能令腹中不多生蛔蟲體健神旺

治大熱燥渴小便不通泄瀉俱水調服胸腹憂悶無熱者或酒或水調服有熱者酒水各半調服病後軟弱酒水各半調服胸肉傷

保心石

心痛風寒舞痛吐蛔吐血咯血皆水調服毒蛇毒蟲傷不拘酒水服刀箭瘋犬毒物傷以粉敷瘡口外以布包即愈俱見本草補

本草綱目拾遺卷四

錢塘趙學敏恕軒氏輯

草部上

參條

從新云遼參之橫生蘆頭上者其力甚薄止可用以調理常病生津止渴其性橫行手臂凡指臂無力者服之甚效　千金方云凡煮參湯須用流水煎之佳若用止水則不驗

參鬚

百草鏡參鬚寧古塔來者色黃粗壯船廠貨次之鳳凰城貨色帶

白為劣煎之亦無厚味　從新云參鬚亦遼參之橫生蘆頭上而甚細者性與參條相同而力尤薄　本經逢原云參鬚價廉貧乏者往往用之其治胃虛嘔逆欬嗽失血等證亦能獲效以其性專下行也若治久痢滑精崩中下血等證每至增劇以其味苦降泄也

脚痔濕爛　百草鏡云芽茶參鬚各等分為末摻之

固牙補腎方　祝氏效方生熟石膏各五錢甘松山柰各三錢細辛二錢寒水石二錢升麻錢半青鹽參鬚各三錢北五味五十粒蓽澄茄四十五粒共為末每晨擦牙漱口嚥下亦可

參葉

遼參之葉也以其氣味清香而微甘善於生津又不耗氣故販參者乾之帶以餉遺代茶葉入湯用初不計入藥用也近因遼參日貴醫輒以之代參凡證須用參而無力者市葉以代故今大行於時價且日增以色不黃瘁緑翠如生手挼之有清甜香氣者眞氣清香味苦微甘其性補中帶表大能生胃津祛暑氣降虛火利四肢頭目浸汁沐髮能令光黑而不落醉後食之解醒第一

按人參三椏五葉乃稟三才五行之精氣寄形於草實爲百草之王其根乾之色黃得坤土正色其子秋時紅如血是土之餘生火

也故能峻補元氣返人魂魄其功尤能健脾蓋脾主中宮為萬物之母人無土不生參得土德之精以生人非若芪朮之膩滯世所以重之然百草本性大率補者多在根而葉則枝節之餘氣不可以言補也參葉雖稟參之餘氣究其力止能行皮毛四肢性帶表散與參力遠甚惟可施於生津潤燥益肺和肝之用今一概用作培補元氣起廢救危何不察之甚耶

清肺生津止渴 藥性考

人參子

人參子如腰子式生青熟紅近日販參客從遼東帶來者皆青綠

色如小黃豆大參葉上甚多寧古塔一帶七八月霜大難以入山
故不能待其子熟生取而歸以售客每多綠色
發痘行漿凡痘不能起發分標行漿者藥内加參子後日無痒塌
之患

珠參

金沙江志產東川者味似參較苦　藥性考珠兒參性辛味甘或
云温能托裏外證堪用根與薺苨同　本草從新云出閩中以大
而明透者佳須多去皮滚水泡過然後可用因其苦劣之味皆在
外邊近中心則苦味減而稍甘　書影叢説雲南姚安府亦產人

參其形區而圓謂之珠兒參

苦寒微甘味厚體重　救生苦海云補肺降火下氣肺熱有火者宜之臟寒者服之即作腹痛鬱火服之火不透發反生寒熱血證用之可代三七

按珠參本非參類前未聞有此近年始行然南中用之絕少或云來自粵西是三七子又云草根大約以參名其性必補醫每患其苦寒友人朱秋亭客山左聞貨珠參者有製法服之可代遼參每五錢索價五十金秋亭罄千金市其方秘不輕授予懇其弟退谷始得其術因錄之以濟貧珠參切片每五錢以附子三分研末拌

匀將雞蛋一個去黃白每殼納參片五錢封口用雞哺待小雞出時取出將筆畫一圈於蛋上作記如是七次共成七圈其藥即成矣每遇垂危大證并產蓐無力吃參者煎服五錢力勝人參并能起死回生較臘狐心功力尤捷不得少服約以五錢為率每次須多做數兩救人

濟陰保元湯　醫鈴此方理脾化邪生氣引氣生血為調經聖藥滇珠參三錢苡米仁四錢拌水蒸透咀片再入薑加米仁汁蒸曬乾用懷生地一兩砂仁酒薑三味拌蒸曬九次再以瓦焙為炭當歸四錢白芍三錢酒炒川芎二錢去淨油米泔水浸洗收乾再入

酒浸丹參四錢酒洗透茺蔚子四錢酒蒸透香附三錢以童土醋鹽童便甘草水乳汁逐次製過雲白术五錢陳土炒女貞子三錢以白芥車前水浸乾用如氣血熱加丹皮生地氣血寒加肉桂數分不眞確之寒熱而先後至者照本方如經閉無分婦女本方加牛膝

太子參 羅浮參附

從新云雖甚細小卻緊而堅實力不下大參　百草鏡云太子參即遼參之小者非别種也乃參行從參包中揀出短小者名此以售客

味甘苦功同遼參

羅浮參　羅浮山志羅浮所産人參殊與本草人參不類狀如仙茅葉細莖圓有紫花三葉一花者為仙茅一葉一花者為人參根如人字色如珂玉煑汁食之味與參無别但微有膠漿耳

味甘帶苦生津養胃補氣潤肺

西洋參

藥性考洋參似遼參之白皮泡丁味類人參惟性寒宜糯米飯上蒸用味甘苦補陰退熱薑製益元扶正氣從新云出大西洋佛蘭西形似遼東糙米參煎之不香其氣甚薄若對半擗開者名片

參不佳反藜蘆入藥選皮細潔切開中心不黑緊實而大者良近日有嫌其性寒或飯鍋上蒸數十次或用桂元肉拌蒸而後用者忌鐵刀切火炒

苦寒微甘味厚氣薄補肺降火生津液除煩倦虛而有火者相宜

腸紅　類聚要方用西洋參蒸桂元服之神效

東洋參

汪玉于言東洋參出日本東倭地其參外皮糙中油熟蒸之亦清香與遼參味同微帶辛羶氣入口後微辣為各別耳然性温平與西洋佛蘭參性寒平者又別近日無力之家以此代遼參用亦有

效每枝重一錢許亦有二三錢者總以枝根有印日本二字者佳蓋有印字者乃彼土之官參最道地無印者皆彼土之私參也亦有通身皮糙内肉白色者不佳桂圓肉拌蒸曬用　癸丑三月予在李燮堂先生處見有東洋參二種一種大者粗如拇指儼似西洋參最堅多肉一種小者每枝不過二三分亦有分許者肉薄不甚堅實據言二種皆日本洋客帶來新時俱色白皮皆有縐紋其大者切片口含過夜皆化而無滓小者含口中三夜皆不化大者煎湯色淡少味小者反濃厚二種俱出日本倭地而小者何以色味獨厚豈生産之土又不同耶又一種亦出東洋近奉天旅順等

處者皮上有紅紋云彼倭國中亦珍之言其力更十倍於此船商多以貴價售得轉販中土今蘇州有東洋參店專市此參者蓋因上年壬子冬江浙痧痘遍染小兒死者月不下千百計有教服東洋參能助漿解毒服之果驗遂大行於時入藥須飯鍋上蒸透曬乾用磁瓶收存方免蛀壞 又一種東洋參出高麗新羅一帶山島與關東接壤其參與遼參眞相似氣亦同但微薄耳皮黃紋粗中肉油紫屠舜夫攜來予曾見之據云性温平索價十換言產蓡服之最效其力不讓遼產也 五雜俎人參出遼東上黨者最佳頭面手足皆具清河次之高麗新羅又次之今生者不可得見入

中國者皆繩縛蒸而夾之故上有夾痕及麻線痕也新羅參雖大皆用數片合而成之功力反不及小者擇參惟取透明如肉及近蘆有横紋者則不患其僞矣

昭參

金沙江志即人參三七產昭通府肉厚而明潤頗勝粵產形如人參中油熟一種王子元官於滇曽以此遺外舅稼村先生予親見之狀較參紅潤大小亦不等味微苦甜皮上間有帶竹節紋者劉仲旭少府云昭通出一種名蘇家三七儼如人參明潤紅熟少壯者服之作脹惟六十以外人服則不腹脹其功大補血亦不行

血彼土人患虛弱者以之蒸雞服取大母雞用蘇三七煎湯將雞煮少時又將三七渣搗爛入雞腹內綫縫好隔湯蒸至雞爛去三七食雞可以治勞弱諸虛百損之證據所言即昭參也　宦遊筆記三七生廣西南丹諸州番峒中每莖上生七葉下生三根故名三七土人入山採根曝乾色微黃形如白芨長而有節者真味微甘而苦頗類人參人參補氣第一三七治血第一味同而功亦等故人並稱曰人參三七為藥品中之最珍者此常中丞筆記所言人參三七以形圓而味甘如人參者為真其長形者乃昭參水三七之屬尚欠分晰也　識藥辨微云人參三七外皮青黃內肉青

黑名銅皮鐵骨此種堅重味甘中帶苦出右江土司最為上品大如拳者治打傷有起死回生之功價與黃金等沈學士云竹節三七即昭參解醒第一有中酒者嚼少許立時即解又近時人參三七中有名佛手山漆者形長儼如佛手上有指出廣西其價在圓山漆之上此名荸薺山漆即所稱銅皮鐵骨參三七是也壬戌有客自打箭鑪來藏有三七名佛手參儼如乾麥冬而堅實形小不大作三叉指形玲瓏如手故名王聖俞嘗其味淡而微辛涼云能治肺血勞損此亦白芨三七之屬也　浙產台温山中出一種竹節三七色白如僵蠶每條上有凹痕如凹云此種血證良藥庚申予於晉齋處見瓊

州山漆圓如芋皮色光白肉黃如金云瓊人珍之名野山漆勝右江所出者又一種出田州土司如佛手形名佛手三七此種係野生入藥更勝　百草鏡云人參三七味微甘頗似人參入口生津切開內瀝青色外皮細緣一種廣西山硐來者形似白芨長者如老乾地黃有節味甘如人參亦名人參三七又名竹節三七此外又有旱三七名蘿蔔三七色白味苦有小三七色黑出湖南寶慶府亦名紅三七有羊腸三七即水三七之類形如羊腸細曲又一種出雲南昭通者能亂人參色味無異且油熟明透但少蘆耳然回味帶太甜　金御乘云近時市品三七之外有水三七有白芷

三七有竹節三七其形狀功效皆未見有攷核者
味甘苦同人參去瘀損止吐衄補而不峻以末摻諸血中血化為
水者佳大能消瘀療跌撲損傷積血不行以酒煎服之如神
按人參三七出右江土司邊境形如荸薺尖圓不等色青黄有皮
味甘苦絶類人參故名彼土人市中國輒以顆之大小定價每顆
重一兩者最貴云百年之物價與遼參等餘則每顆以分計錢計
者價不過一二換而已昭參無皮形如手指絶無圓小者間有短
扁形者亦頗類白芨樣今金沙江志所載以為即人參三七恐未
確故附存劉說以備考

昭參　菊花參

治吐血　種福堂方用雞蛋一個打開和人參三七末一錢藕汁一小杯陳酒半小杯隔湯燉熟食之不過二三枚自愈

七寶散　仇氏傳方刀傷收口俱好龍骨象皮血竭人參三七乳香没藥降香末各等分為末温酒下或摻上

陳氏回生集載軍門止血方參三七白蠟乳香降香血竭五棓牡蠣各等分不經火為末摻之

菊花參

産雲南東川府巧家汎江邊黄如菊花

功用同人參力較遠遜

紅毛參

百草鏡漳泉估舶從紅毛國帶來絶不類參形長而粗長者有三四尺色紫黑粗者如栂指折之中有白點痕有起花紋與建參相似

治瀉痢如神

煤參

出陝西西安等處形如參皮心俱青黑故名施柳南太守云此參出陝西華山服之多令人吐其性亦劣

味微甘苦同人參功力則薄耳

土人參

各地皆産錢塘西湖南山尤多春二三月發苗如蒿艾而葉細小本長二三寸作石綠色映日有光土人俟夏月採其根以入藥俗名粉沙參紅黨即將此參去皮淨煑極熟陰乾而成味淡無用凖繩劫瘴消毒散用之爲百丈光

味甘微寒須蒸之極透則寒去氣香味淡性善下降能伸肺經治氣使清肅下行補氣生津治咳嗽喘逆痰涌上升久瘧淋瀝難産經閉瀉痢由於肺熱反胃噎隔由於燥濇凡有升無降之證每見奇效以其根一直下行入土最深故也

脾虛下陷滑精夢遺俱禁用以其下行滑竅孕婦亦忌白帶初起　百草鏡土人參切片三兩用陳紹酒飯上蒸熟分作三服吃完卽愈

王安採藥方云土人參補陰虛對配茯苓熬膏治楊梅結毒酒煎服

建參　法落梅

藥性考福參出閩浙頗似人參而性味辛熱虛寒病宜之歌云又有福參辛苦甘齊性溫益氣虛冷人宜註福參多食則喉痛故知性熱　乙未館剡川故鄞屬也聞有市建參者往覓得之儼如臺

參中油熟一種大者惟不能純透亦有蘆蕪竹節紋味亦甘苦以竹刀剖之心空不似遼參之堅實也劉贊之自閩回言閩中大行亦清補近日凡有患風火牙疼者煎湯漱口立愈則性又帶寒散或言其性熱者猶未確也　金御乘云建人參性熱獨不宜於産婦與遼參形色氣味真相似但遼參入口回味生津此則回味稍濇故功用亦殊河南出光山參嵩山參儼與遼産無别性嚼之有渣不糯味亦淡

法落梅　金沙江志産雲南東川府法戛地　已酉友人王鼎條患心腹痛有客從滇帶此物來呼為法落梅用根其形儼如上黨參

色亦黃白味甘苦服之疾愈據云彼中人皆名法落梅而不知諸書何以作梅字耶蔡雲白言建參閩人呼為法落梅治心痛如神

上黨參 防黨附

本經逢原云產山西太行山者名上黨人參雖無甘溫峻補之功卻有甘平清肺之力不似沙參之性寒專泄肺氣也百草鏡黨參一名黃參黃潤者良出山西潞安太原等處有白色者總以淨軟壯實味甜者佳嫩而小枝者名上黨參老而大者名防黨參味甘性平治肺虛能益肺氣

防風黨參 從新云古本草云參須上黨者佳今真黨參久已難得

肆中所市黨參種類甚多皆不堪用惟防黨性味和平足貴根有獅子盤頭者眞硬紋者偽也白黨即將此參煮曬以成原汁已出不堪用 翁有良辨誤云黨參功用可代人參皮色黃而橫紋有類乎防風故名防黨江南徽州等處呼為獅頭參因蘆頭大而圓凸也古名上黨人參產於山西太行山潞安州等處為勝陝西者次之味甚甜美勝如棗肉近今有川黨蓋陝西毗連移種栽植皮白味淡類於桔梗無獅頭較山西者逈别入藥亦殊劣不可用

味甘平補中益氣和脾胃除煩惱解渴中氣微虛用以調補甚為平安

南沙參

藥性考南沙參形粗似黨參而硬味苦性涼清胃瀉火解毒止嗽寧肺從新云南沙參色稍黃形稍瘦小而短近有一種味帶辣者不可用本經逢原云沙參有南北二種北者質堅性寒南者體虛力微

功同北沙參而力稍遜

按參類不一有竊參名者如苦參沙參是也有竊參形者如薺苨三七是也凡參皆隨地運為升降故各地皆產參而性亦各異功用總不及遼參今擇其可入藥為綱目未及載者悉附識於此以

廣知焉　張覲齋云珠兒參其形獨蒜似之去皮煮熟色如紅熟人參因圓大而如珠故名其味苦而微帶辛不知何根子所造治牙痛有驗大畧苦者性寒而辛者必散是火鬱發之意未必全在補功也至於紅黨參即紅蘿蔔所造白黨參未考此皆蘇地好奇者所製好奇之醫因而用之走方者貯以惑人稱太子參者乃參中之全枝而小者是參客巧取之名也洋參清氣同參味苦必寒疑產陰山補功雖不及人參較之珠兒參紅白黨等遠矣土人參俗名觀音山貨形與人參無二亦有糙熟之分出處不一中有白絲心而味淡親見台温處州及新昌嵊縣人有貨此參者價每兩

兩許未考其性亦未用過如南沙參誤用甚多南沙參產於浙地者鮮如蘿蔔土人去皮煑熟如熟山藥曬乾如天花粉而無粉性本名粉沙參功專敗毒消腫排膿非南沙參也其南沙參形如桔梗而中空鬆味淡微甘桔梗帶辛而南沙參不辛產於亳門者最佳俗名雄桔梗藥肆中卽於桔梗包中揀出水潤打扁切片確類銀柴胡此則入肺而理咳嗽功如北沙參而兼理氣蓋中空之義也台州亦出桔梗而條幹帶硬亦有雄桔梗如南沙參但色不如亳產者白蓋參類本不一近日價日昂貴而各種僞品雜出人亦日搜奇於窮巖荒壑中覓相似草根以代混儻悞用之爲禍非淺

王繹堂云時下盛行一種福建長樂參廣西南陔參二物頗似儼與臺參油熟無别味亦苦中帶甜蒸湯亦極濃厚然皆性熱不似人參之和平滋益也即臺參中近日入頗有入白糖及滷水製透取其重也凡參八分可製重二分作一錢以圖利店中有此參者每日必蒸焙否則潮潤難售故市參者須加意焉

於术

即野术之產於於潛者出縣治後鶴山者為第一今難得其形有鶴脛鶴頸羽翼足俱全皮細帶黃切開有硃砂點其次出北鄉皮色帶黑不黃芽翼云產徽州者皆種术俗稱冀术乃糞力澆灌大

者肥而無鶴頸野生者名天生术形小者鶴頸甚長內有朱砂點术上有鬚者尤佳以得土氣厚也於术亦野生產於潛生縣治龍脈土上者其內點眞似硃砂腥紅如灑血鶴頸肉蘆乾之清香產他處者內或無點純白或有黃點總不及龍脈上產者為上品冬月採取形味方全一種出江西其形甚小與野术相似雖有鶴頸而甚短其體堅實其味苦劣不可用　萬麻杭州府志白术以產於潛者佳稱於术　清異記潛山產善术以其盤結醜怪有獸之形因號為獅子术　西吳里語孝豐天目山有仙丈峯產吳术名雞腿术入藥最佳　百草鏡云白术一莖直上高不過尺其葉長

尖旁有針刺紋花如小薊冬採者名冬术汁歸本根滋潤而不枯燥郤易油不能止瀉春採夏採者藏久雖不易油郤枯燥不潤肉亦不能滿凡收术須陰乾勿曬曬則爛野术形小蘆梗細硬皮細若蘆軟而粗即種术矣又有象术係台术中揀出如野术者但切開有暈紋台术雖種而不用糞故不肥大服之不脹尚野术難得用此為穩安徽宣城歙縣亦生野术名狗頭术亦佳又一種係取野术種灌以糞形雖大皮郤細緊出樟材較徽省種术稍好今人論野术云黑土者真不知土色各處不同不可執一而論又云小者真然老山貨年久亦有大者又云有硃砂斑者真不知於术亦

有無砞砂斑者據土人言産縣後山脈及黄塘至遼東橋一帶西
流水四十里地之术方有砞砂點他處則無但野术入口甜味雖
重氣極清香自不同也總以白為佳以潤為妙葉天士云本草
云浸刮飯鍋上蒸曬如棗黑黄土炒為中宫和氣補脾之藥本
經逢原云雲术肥大氣壅台术條細力薄寧國狗頭术皮赤稍大
然皆栽灌而成故其氣濁不若於潛野生者氣清無壅滯之患入
風痺痰濕利水破血藥宜生用然非於潛産者不可生用也張
觀齋云今有一種野术深山處必有形如於术切開有砞砂斑香
而不甜細考其味親見其苗乃天生之蒼术也因久無人採故大

綱目拾遺　卷四　於术　草部

而宛如於朮大凡朮以火焙乾者味必苦生曬者味必甜台朮以及皆處種朮皆於朮所種而變者功雖不如於朮服亦有驗今於朮絶少市中皆以仙居所產野朮充於朮功亦相等　辛亥五月有客自青田縣來帶有天生朮大小如一約重兩許俱生者未經日曬乾焙若乾之可三錢許其朮形儼如仙鶴翅足皆具亦有長頸頸皆左顧一一相似無作磊塊形者詢之云此朮不生於土所生之地係青田邊境有一山山有石壁壁上每年生此朮二三十斤不能多有　吾杭西北留下小和山一帶地方及南高峯翁家山等處皆產野朮氣味香甜生啖一二枚終日不飢生津溢齒解

渴醒脾功力最捷切開無硃砂點膚理膩細而白如雪色名曰玉术又呼雪术亦不易得入藥功效與於术等較他產野术尤力倍也

甘補脾溫和中苦燥濕補氣生血無汗能發有汗能止補脾則能進飲食祛勞倦止肌熱化癥癖和中則能已嘔吐定痛安胎燥濕則能利小便生津液止泄瀉化胃經痰水理心下急滿利腰臍血結去周身濕痺凡下焦陰氣不脫上焦陽氣驟脫者無力用參重用野术大能起死回生用糯米泔浸陳壁土炒或蜜水炒人乳拌用炒黃不宜焦焦則無力矣熬膏更禁忌同白术

代參膏　楊春涯驗方於术十斤白米泔水浸三晝夜洗淨浮皮蒸曬十次有脂沾手為度切片熬膏一火收成滴紙不化用白茯苓十斤舂碎水飛去浮只取沉者蒸曬十次沾手如膠與术膏攪勻每服兩許米湯送下

治虛弱枯瘦食而不化用於术酒浸九蒸九曬一斤菟絲子酒煮曬乾一斤共為末蜜丸梧子大每服二三錢

四製仙术散　治盜汗不止此藥如神於术四兩分製一兩黃芪煎汁炒一兩牡蠣粉炒一兩麩皮湯炒一兩石斛湯炒只取术為末每服三錢粟米湯下

各色痢疾　傳信方於朮一兩老薑一兩當歸五錢水二碗煎好露一宿服之自愈

保胎丸　良方集要茯苓二兩條芩一兩於朮土炒一兩紅花一兩没藥三錢製香附一兩元胡索醋炒一兩益母草去根一兩共研藥蜜丸桐子大早晚白滾水服七粒不宜增減戒惱怒勞傷忌食生冷發氣等物凡遇腹痛腰酸作脹即宜服之成孕三月即服起直至足月不但保胎即臨産亦可保易生無恙方内紅花元胡索二味分兩太重據予所論每味只可二錢方妥

三日瘧　古今良方九製於朮一斤廣皮八兩熬膏用飴糖四兩

收

又方　専治四日兩頭瘧或一二年至三四年不愈者或愈而復發者用於朮一兩老薑一兩煎五更温服即永不發矣

北雲朮

邊塞志産遼東口外五國城等處此朮初生土中並無枝葉生於暗地者多城北最盛天氣晴和則掘地求之可得色如枯楊柳大小如筋蔓延數十步屈曲而生此地病人無藥物凡有疾者煎此朮湯服之自愈又可占病人之吉凶若煎沸數次藥浮者病即愈半浮半沈者病久不愈土人以此驗之

治風寒傷食一切病

南連 僊姑連 天姥連附

一名土連浙温台金華山中俱有之出處州者名處連以形大毛輕者好性較川連尤寒北人市去為馬藥 百草鏡土黃連二月發苗根葉與羊蹄大黃無異但短小耳三月抽莖高有尺許花細成穗結實初青後紅子藏稜中夏至後枯出浙江者名慈連安徽寧國府宣城出者粗肥名宣黃連

性寒而不滯入膏丹用最良

吉氏家傳血痢用宣連為末以雞子溲作餅炭火煅令通蓋定勿

泄氣候冷研細空心米飲下五分大人一錢以意加減按宣連即今江浙東西一路所産黄連皆當日宣州路也

僊姑連　出台州仙居縣邑人相傳吳魏時蔡經居以此王方平曾偕麻姑降其宅故以名邑今遺址猶存其地産黄連粗如雞距皆作連珠形皮色青黄光潔無毛味大苦寒折之有烟色如赤金者佳療火證更捷於川連馬藥非此不可

天姥連　出天台皮色鼠褐畧有毛刺味苦入口久含有清香氣大瀉心火性寒而帶散故治目證尤效

水黄連

川中一種黃連生於澤旁週身有黃毛如狗脊毛狀名水黃連頗細小醫家不知用市人以之偽充真川連出售惟祝氏效方用之

百草鏡水黃連打箭爐出者形細長少硬刺較重於他連以皮肉帶青色者為佳出小西天者色黑有毛者佳無毛光黃者次之

治鼻疳用百部三錢切片曬燥炒取淨末二錢地骨皮淨炒二錢五棓子炒黃栢炒甘草炒各二錢水黃連切片炒一錢共為末如鼻疳爛通孔者以此調油搽立結痂愈

馬尾連

出雲南藥肆皆有之乾者形如絲上有小根頭土人盤曲之以市

性寒而不峻味苦而稍減不似川連之厚性能去皮裏膜外及經絡之邪熱小兒傷風及痘科用

夏草冬蟲

出四川江油縣化林坪夏為草冬為蟲長三寸許下趺六足脰以上絕類蠶羌俗採為上藥功與人參同　從新云產雲貴冬在土中身活如老蠶有毛能動夏至則毛出土上連身俱化為草若不取至冬復化為蟲　四川通志冬蟲夏草出裏塘撥浪工山性溫煖補精益髓　黔囊夏草冬蟲出烏蒙塞外暑茁土為草冬蟄土為蟲　青藜餘照四川產夏草冬蟲根如蠶形有毛能動夏月其

頂生苗長數寸至冬苗槁但存其根嚴寒積雪中往往行於地上
文房肆考迺年蘇州皆有之其氣陽性温孔裕堂述其弟患怯
汗大泄雖盛暑處室帳中猶畏風甚病三年醫藥不效證在不起
適有戚自川歸遺以夏草冬蟲三斤遂日和葷蔬作肴燉食漸至
愈因信此物保肺氣實腠理確有徵驗用之皆效　七椿園西域
聞見錄夏草冬蟲生雪山中夏則葉歧出類韭根如朽木凌冬葉
枯則根蠕動化為蟲性極熱　徐后山柳崖外編冬蟲夏草非一
也冬則為蟲夏則為草蟲形似蠶色微黄草形似韭葉較細入夏
蟲以頭入地尾自成草雜錯於蔓草間不知其為蟲也交冬草漸

萎黃乃出地蠕蠕而動其尾猶簌簌然帶草而行蓋隨氣化轉移理有然者和鴨肉燉食之大補紹興平萊仲先生言其尊人曾任雲南麗江府中甸司馬其地出冬蟲夏草其草冬為蟲一交春蟲蛻而飛去土人知之其取也有時過期無用也　柑園小識春蟲夏草生打箭爐春生土中如蠶夏則頭上生苗形長寸許色微黃較蠶差小如三眼狀有口眼足十有二宛如蠶形苗不過三四葉以酒浸數枚啖之治腰膝間痛楚有益腎之功以番紅花同藏則不蛀或云與雄鴨仝煮食宜老人　潘友新云粵中鴉參丸用夏草冬蟲合鴉片人參合成乃房中藥也此草性能興陽則入腎可

知矣

甘平保肺益腎補精髓止血化痰已勞嗽治隔症皆良從新　味甘

性温秘精益氣專補命門藥性考

按物之變化必由陰陽相激而成陰靜陽動至理也然陽中有陰

陰中有陽所謂一陰一陽互為其根如無情化有情乃陰乘陽氣

有情化無情乃陽乘陰氣故皆一變而不復返本形田鼠化鴐鴽

化田鼠鳩化鷹鷹化鳩悉能復本形者陽乘陽氣也緋石化丹砂

斷松化為石不復還本形者陰乘陰氣也夏草冬蟲乃感陰陽兩

氣而生夏至一陰生故靜而為草冬至一陽生故動而為蟲輾轉

循運非若腐草為螢陳麥化蝶感濕熱之氣者可比入藥故能治諸虛百損以其得陰陽之氣全也然必冬取其蟲而夏不取其草亦以其有一陽生發之氣可用也　張子潤云夏草冬蟲若取其夏草服之能絶孕無子猶黃精鈎吻之相反殆亦物理之奧云

周兼士云性温治蠱脹近日種子丹中用之

燉老鴨法　用夏草冬蟲三五枚老雄鴨一隻去肚雜將鴨頭劈開納藥於中仍以線紥好醬油酒如常蒸爛食之其藥氣能從頭中直貫全身無不透浹凡病後虛損人每服一鴨可抵人參一兩

淅烏頭

此乃烏頭之產于浙地錢塘筧橋人種之市為風瘓藥近日人家園圃亦有之名鸚鵡菊又僧鞋菊追風活血取根入藥酒良

霍山石斛 五色石斛附

出江南霍山較釵斛細小色黃而形曲不直形有成毬者彼土人以代茶茗云極解暑醒脾止渴利水益人氣力或取熬膏餉客初未有行之者近年江南北盛行有不給市賈以風蘭根偽充之者但風蘭形直不縮色青黯嚼之不粘齒味微辛霍石斛嚼之微有漿粘齒味甘微鹹形縮者真百草鏡石斛近時有一種形短祇寸細細如燈心色青黃咀之味甘微有滑涎係出六安州及潁州

府霍山縣名霍山石斛最佳咀之無涎者係生石上不可用其功長于清胃熱惟胃腎有虛熱者宜之虛而無火者忌用年希堯集驗良方長生丹用甜石斛即霍石斛也　范瑶初云霍山屬六安州其地所產石斛名米心石斛以其形如累米多節類竹鞭乾之成團他產者不能米心亦不能成團也

甘平味鹹　陳廷慶云本草多言石斛甘淡入脾鹹平入胃今市中金釵及諸斛俱苦而不甘性亦寒且形不似金釵當以霍斛為眞金釵斛　清胃除虛熱生津已勞損以之代茶開胃健脾功同參耆　定驚療風能鎮涎痰　解暑甘芳降氣

五色石斛　雲南志産祿勸州普渡河瀕江石壁間色紺紅者佳
療胃熱益虛羸

銀柴胡
經疏云俗用柴胡有二種一種色白黃而大者名銀柴胡專用治
勞熱骨蒸色微黑而細者用以發散本經並無二種之說功用亦
無分別但銀州者為最則知其優於發散而非治虛熱之藥明矣
本草滙柴胡産寧夏者色微白而軟為銀柴胡用以治勞弱骨蒸
以黃牯牛溺浸一宿曬乾治勞熱試驗　本經逢原云銀柴胡銀
州者良今延安府五原城所産者長尺餘肥白而軟北地産者如

前胡而軟今人謂之北柴胡勿令犯火若犯火則不效　百草鏡云出陝西寧夏鎮二月採葉名芸蒿根長尺餘微白力弱於柴胡藥辨云銀柴胡出寧夏鎮形如黄芪内有甘草串不可混用翁有良云銀柴胡産銀州者佳有二種辨形如鼠尾與前胡相等查前胡與柴胡相類皆以西北出産者為勝形既相同當以湖廣古城柴胡為准今銀柴胡粗細不等大如拇指長數尺形不類鼠尾又不似前胡較本草不對治病難分兩用究非的確用者詳之金御乘云銀州柴胡軟而白北産亦有白色者今人以充白頭翁此種亦可謂銀柴胡蓋銀指色言不指地言猶金銀花白色者

曰銀花是也銀柴胡原有西産北産之分不必定于銀州者為銀柴胡也然入藥以西産者勝按綱目註銀柴胡以銀夏出者為勝不知今人所用柴胡有北柴胡南柴胡之分北産如前胡而軟南産强硬不堪用又銀柴胡雖發表不似柴胡之峻烈綱目俱混而未詳

甘微寒無毒行足陽明少陰其性與石斛不甚相遠不但清熱兼能涼血和劑局方治上下諸血龍腦雞蘇丸中用之凡入虛勞方中惟銀州者為宜北柴胡升動虛陽發熱喘嗽愈無寧宇可不辨而混用乎按柴胡條下本經推陳致新明目益精皆指銀夏者而

言非北柴胡所能也

周一士云凡熱在骨髓者非銀柴胡莫療

治虛勞肌熱骨蒸勞瘧熱從髓出小兒五疳羸熱

撫芎

產江西撫州中心有孔者是

辛温無毒　逢原云性最升散專於開鬱寬胸通行經絡鬱在中焦則胸膈痞滿作痛須撫芎開提其氣以升之氣升則鬱自降故撫芎總解諸鬱直達三焦為通陰陽氣血之使然久服耗氣令人暴亡矣　按芎藭有數種蜀產曰川芎秦產曰西芎江西為撫芎

綱目取川芎列名而西芎撫芎僅于註中一見亦不分其功用葢芎藭以蜀產為上味辛而甘他產氣味辛烈遠不逮矣殊不知西芎與川芎性不甚遠俱為血中理氣之藥第西產不及川產者力厚而功大至撫芎則性專于開鬱上升迥然不同故石頑于川芎下另立撫芎一條以明不可混今從之

芎歸散 不藥良方治失血湧吐因飽食用力或因持重努傷脈絡用當歸二兩或三兩酒浸洗撫芎一兩微炒水三碗酒一碗半煎至八分作二次服取其引血歸經並治跌撲墮打而傷脈絡令人大吐者二證中如有瘀血或加大黃下之或加桃仁紅花破之

土黎蘆 綠升麻

或加鬱金黄酒行之審證酌加其效更速

普濟方 治一切熱癧時毒腫痛撫芎煅研入輕粉麻油調塗

土藜蘆

汪連士云即千葉水仙花黄白者入藥紅者不可服取根罨毒癧燥研末合通關散搐鼻令人吐痰一切風證多可用之

綠升麻

從新云乃升麻之別一種繆仲醇廣筆記用治下痢每每有驗性最竄捷治痢疾下陷

按升麻色綠者佳非另一種也

金鐘薄荷

汪連仕草藥方即細葉薄荷山產者根堅硬以米醋磨敷蜂刺蟲叮蜈蚣咬

葉治跌打損傷蟲牙痛煎湯咽之

王安採藥方金鐘薄荷即薄荷　止吐血黃疸跌打諸般風氣合濟陰丸

白毛夏枯草

產丹陽縣者佳葉梗同夏枯草惟葉上有白毛今杭城西湖鳳凰山甚多

性寒味苦專清肝火

山牛膝

一名蘇木紅令人呼荔枝紅又名透血紅產富陽竹園內善能理瘡并刀箭入肉活血化瘀寬筋理跌打損傷治破傷治破傷風七十二般惡血非此不除功勝川產（汪氏方）

建神曲（白酒藥曲）

出福建泉州開元寺造者佳此曲採百草合成故又名百草曲以黑青色煎之成塊不散作清香氣者真色帶黃淡者曰貢曲力和

平不及青黑者力大此曲愈陳愈妙　藥性考泉州神曲微苦甘香搜風解表調胃行痰止嗽瘧痢吐瀉安温疫逐嵐瘴散疹清斑感冒頭痛食滯心煩薑煎温服二三錢造云百草法秘不傳范志得名塊造方端用之應效饋遠人歡　蔡氏藥帖云治風寒暑濕頭眩發熱表汗立愈能消積開胸理膈調胃健脾及四時未定之氣兼能止瀉消腫及飲食不進等證又能止霍亂吐瀉咳嗽赤白痢疾小兒傷飢失飽一切證儻外出四方不服水土瘴氣肚痛皆取效如神范志齋協德住泉州府城内街東塔前向造百草神曲即今建曲每個重半斤或四兩乾隆辛卯五月蔡氏正造曲忽有

建神曲

一客至視百草而嘆曰當今男婦老幼秉氣衰薄百草恐傷元氣予有奇方共藥九十六味配合君臣佐使另加十二味青草紫蘇薄荷等物搗爛煎湯合共一百零八味製為小方塊每塊一兩按端午及六月六日諸神會聚皆可依法製造藥性平和氣味甘香遠行者宜備可以代茶常服大人每服三錢水一盌煎七分小兒每服一錢五分水一茶鐘煎六分半飢飽時服忌生菜惟孕婦不可服此藥切片煎湯藥渣不散須認形色淡黃者為真　福建泉州府城內范志吳亦飛馳名萬應神曲氣味中和清香甘淡能搜風解表開胸快膈調胃健脾消積進食和中解酒止瀉利水治四

時不正之氣感冒發熱頭眩咳嗽及傷食腹痛痞滿氣痛嘔吐泄瀉痢疾飲食不進等證痘疹初發用托邪毒又治不服水土瘴氣瘧痢外出遠行尤宜常服大人每服三錢水一湯碗煎七分小兒每服一錢五分或一錢水一大茶鍾煎七分每錢破作五六塊外感發熱頭眩咳嗽瘧疾嘔吐俱加生薑同煎泄瀉加烏梅同煎惟痢疾一證須加倍用大人每用五錢小兒用二三錢加好焙茶心同煎每斤價銀一兩六錢若用匣每個五文店住學院考棚邊桂檀巷内觀音亭頂南畔第三間便是

白酒藥曲　松江得名良姜四兩草烏半斤吳萸白芷黃柏桂心乾

姜香附辣蓼秦椒苦參九味各一兩菊花薄荷二兩齊稱丁皮益智五錢杏仁共為細末滑石五斤米粉一斗河水拌匀造丸乾用釀酒芳馨炒焦食之積滯消靈　藥性考

土連翹　巴山虎附

乃鬧羊花子也鬧羊花即黃杜鵑一名石棠花牛食之即瘋癲富陽北路黃泥山白洋溪一帶山中甚多土人呼為石棠花即黃色映山紅也　百草鏡殻似連翹子類芝麻故一名山芝麻入藥每服三分不可多服方術家麻藥中用之其根名巴山虎入藥去骨用　汪連仕云土連翹即鬧羊花子今呼為南天竺草

苦温治風寒濕痺癧瘌腫脹撲損疼痛疽毒疔瘡用之甚效汪
連仕云治跌打損傷能活血疎風理七十二般風氣為外科聖藥
透骨丹　藥鑑治跌撲損傷深入骨髓或隱隱疼痛或天陰則痛
或年遠四肢無力此藥主之眞神方也鬧羊花子一兩火酒浸炒
三次童便浸二次焙乾乳香没藥不去油血竭各三錢為末研勻
再加麝香一分同研磁瓶收貯封固每服三分壯者五六分不必
吃夜飯須睡好方服酒可盡量下服後避風有微汗出為要忌房
事酸寒茶醋等弱者間五日一服壯者間三日一服　按吉雲旅
抄有治無名腫毒疔瘡發背一醉消奇方用山芝麻三分研極細

末以好酒煎數沸帶渣服下蓋被出汗不可見風一服全消但不可用燒酒則又與藥鑑製法異並附于此善用者擇之

將軍復戰丹　張雲野瑣記治跌打損傷山芝麻二十兩童便浸四次燒酒浸三次畧炒乳香没藥各炙去油三兩血竭煨二兩為極細末火酒送下四分隨食白煮豬肉壓之如持齋者食白腐乾服藥後切記避風

七釐散　吳興楊氏便易良方治金刄傷止痛如神用龍骨硼砂血竭酒洗兒茶天芝麻即土連翹各五分為細末每服七釐

十全丸　菉竹堂驗方治風痺跌撲癰疽初起一服即能消散惟

虛弱人須先補而後用此攻之麝香三錢穿山甲土炒脆廣木香生研血竭另研雄黃水飛山芝麻酒炒番木鼈黃土炒焦黃為度不可太枯篩取淨末自然銅火煅醋淬九次研細水飛僵蠶炒去絲去頭足以上各一兩川蜈蚣去足尾二十一條酒炙為末蜜丸桐子大以硃砂為衣金箔裹之蠟丸封固每用一丸至重者再進一丸用羌活紫蘇酒煎化服取汗避風否則發戰傷人一方去木鼈子加風茄花五錢山芝麻亦用五錢較穩

馬前散　救生苦海治癰疽初起跌撲內傷風痺疼痛其效如神番木鼈忌見鐵器入砂鍋內黃土拌炒焦黃為度石臼中搗磨用

細篩篩去皮毛揀淨末山芝麻去殼酒炒各五錢乳香箬葉烘出汗五錢川山甲黃土炒脆一兩每服一錢酒下不可多服服後避風否則令人發戰慄不止如人虛弱每服五分

五虎丹　治風痺跌撲腫毒初起草烏去皮薑汁拌曬隔紙炒山芝麻燒酒拌曬炒雄黃水飛血竭箬葉上烘烊川山甲砂炒各一兩為末丸如芥子大酒下二三分不可多此方見草寶貞叔劑也

巴山虎　即鬧羊花根也追風定痛

神妙草頭痧藥　行篋檢秘鵝不食草并子一兩南星半夏藜蘆漏蘆牙皂鬧羊花子鬧羊花根各一錢俱曬燥磨極細末此藥專

治中暑中寒中風不語牙關緊閉急慢驚風小兒筋抽將藥吹入鼻内噴嚏來立時甦醒亦可用陰陽水調服二三分立愈

薰痔漏仙方不用刀針掛線及服藥丸散用鬧羊花根俗名老虎花像杜鵑色黄其根如鐵將此根搥碎煎湯放罐内置桶中蓋上挖一孔對痔坐定薰之湯冷復熱之再薰其管觸藥氣自漸漸潰爛不堪薰半月自愈重者一月收功永不再發切不可洗

治兩腮紅腫梁氏集驗百合一個山芝麻根去皮貝母元明粉各一銀銀硃七分加白麪調敷

土茜草

一名地蘇木過山龍風車草此南方所産蒨草也葉四五瓣成一叢攢莖節而生方梗柔蔓皮糙棘人指獨莖直上一二尺乃有分歧處葉如箭鏃風吹能環轉如車輪故名又名八仙葉以其葉相對攢簇枝節間生也其根黃赤色不可染又名活血丹　百草鏡云此草秋時結實小如梧桐子秋後枯立夏後發苗

性平入肝脾心經治跌打壓傷活血性善行血無瘀者禁用　葛祖方治瘋痛通經下胎黃疸鬼箭打瘕瘩蛇傷　藥鑑云功專活血治跌撲癰毒癥瘕經閉便血崩中帶下痔漏風痺鬼箭風臌脹黃疸蛇傷

疔瘡　朱羅坪方過山龍仙橋草蒼耳草豨薟草紫花地丁野苧麻根六味等分酒煎服取汗須多服蟾酥丸汗出鹹者可治若味淡不可治

又方　地蘇木陰乾為末重者八錢輕者五錢好酒煎服如放黃者沖酒服渣罨疔上

野苧麻

採藥志天青地白草又名州綿蒽郎野苧麻也

一名銀苧又名天名精生山土河塹旁立春後生苗長一二尺葉圓而尖面青背白有麻紋結子細碎根擣之有滑涎入藥用根取

鬆土者良肥白無筋按此與地菘同
性涼治諸毒活血止血功能發散止渴安胎塗小兒丹毒通蠱脹
崩淋哮喘白濁滑精牙疼喉閉骨哽疝氣火丹癧毒胡蜂毒蛇咬
發背疔瘡跌損傷救生苦海午日取野苧麻陰乾曬燥搓熟取白
絨收藏遇有金刃傷者敷之即止血且不作膿　百草鏡跌撲野
苧麻一兩搗碎好酒煎服盡量飲醉　漆瘡紅腫合紫霞膏又為
女科聖藥　疸毒以野苧麻去皮搗敷　癰疽發背對口一切無
名腫毒野苧根搗汁用無灰酒沖下渣敷患處露頭蓋被出汗即
出膿水全愈

跌打閃挫　教師白宇亮傳大鯽魚一尾獨核肥皂一個胡椒七粒黃梔子九個老薑一片葱頭三個野苧麻根一段乾麪一撮香糟一團紹酒隨數用同前藥合搗如泥炒熱敷患處立愈外用布包紥緊次日青出卽愈

救生苦海治神鬼箭用野苧麻川南星同搗敷

徐若霆云毒蛇咬看傷處有竅是雄蛇無竅是雌蛇以針挑破傷處成竅然後取野苧麻嫩頭搗汁和酒服之三盞絞剩渣敷傷口能令毒從竅中出傷立愈將渣去水中永不復發

雞鴨脚艾

百草鏡葉細多歧間有濶者雜之萎蕤如雞鴨脚然故名搓之作
艾香
治脚氣疝氣

千里光
一名九里明一名黄花草綱目附見千里及下按千里光為外科
聖藥俗諺云有人識得千里光全家一世不生瘡綱目不載入外
科用百草鏡云此草生山土立夏後生苗一莖直上高數尺葉
類菊不對生
圖經云千里光生淺山及路旁葉似菊而長背有毛枝幹圓而青

春生苗秋有黃花不結實採莖葉入眼藥名黃花演明目去星障煎湯浴瘡瘍合膏點眼藥貼楊梅瘡狗咬以千里膏摻粉霜貼之

治蛇傷

治四塊鵝掌風 王三才醫便用千里光草一握蒼耳草一中握朝東墻頭草一小握共入瓶內水煎百沸以手少擦麝香向瓶熏之仍用絹帛繫臂上勿令走氣三次即愈千里光即金釵草是也

治時疫赤鼻聤耳火眼諸瘡癤毒破爛及鵝掌風合千里光膏點赤眼貼楊梅瘡如狗咬熬粉霜尤妙 王安採藥方

小青草

五月生苗葉短小多莖不甚高開花成簇紅色兩瓣與大青同但細小耳一名蜻蜓草一名蒼蠅翅綱目小青條集解下引圖經云生福州三月開花亦不載其形狀未免失考且主治亦別 圃事須知小青一名淡竹花此則另自一種

味苦大寒理小腸火治兒疳清赤目腫痛療傷寒熱證時行咽痛

治疳積煮牛肉田雞雞肝食之 疳積煮豬肝食 黃疸勞瘧發熱 翳障初起 百草鏡小青草五錢煮豆腐食

雀目 百草鏡一名雞盲白晝見物將暮即昏雞肝或羊肝取一具不落水小青草五錢安碗内加漿蒸熟去草吃肝三服即愈加

明雄黄五分尤妙

澤半支

百草鏡葉如鼠牙半支生山澗處葉皆對節夏開黄花如瓦松

治蛇咬疔腫

金錢花

一名遍地香佛耳草俗訛白耳草乳香藤九里香半池蓮千年冷

遍地金錢其葉對生圓如錢鈸兒草葉形圓二瓣對生象鐃鈸生

郊野濕地十月發苗蔓生滿地開淡紫花間一二寸則生節節布

地生根葉四圍有小缺痕綱面以葉大者力勝乾之清香者眞三

月採勿見火綱目有雪積草即此但所引諸書主治亦小異故仍
為補之至綱目所載言其治女子少腹痛有殊效其方已載綱目
此不贅述
味微甘性微寒祛風治濕熱　百草鏡治跌打損傷瘧疾産後驚
風肚癰便毒痔漏擦鵞掌風汁嗽牙疼　葛祖方去風散毒煎湯
洗瘡疥　採藥志發散頭風邪治腦漏白濁熱淋玉莖腫痛搗汁
沖生酒吃神效　按蔣儀藥鏡云佛耳草下痰作喘能祛肺脹止
哮發嗽大救金寒以之列入熱部豈以其氣辛耶
白虎丹　祝氏效方鮮野甜菜即車前草洗淨加遍地香搗爛用

白酒和汁絞出鵝毛蘸搽患處即消

疥瘡救生苦海鈸兒草加鹽少許搓熟頻擦全化然後洗浴三次必愈若用煎洗反不見效

疔瘡走黃毒歸心　慈航活人書銅錢草即遍地香採葉搗爛童便煎服服後再飲好菜油二三碗令吐如吐即不必服矣再以生豬腦一個全白糉子搗勻敷

張介賓本草正佛耳草味微酸性溫大瀉肺氣止寒嗽散痰氣解風寒寒熱亦止泄瀉鋪艾捲作筒用薰久嗽尤妙

雪裏青荔枝草附

一名土犀角一名過冬青生田塍間葉如天名精而小布地生典枝梗葉有細白毛四時不凋雪天開小白花又茘枝草亦名雪裏青　百草鏡云雪天開小白花者乃過冬青三月起莖花白成穗如夏枯草有毛者名雪裏青

味苦大寒瀉熱治咽喉急閉搗汁灌之立效

王氏驗方云能行上焦治腫痛散風火結滯咳血雪裏青根精豬肉切片層層隔開白酒淡煮至爛食之　肺瘻雪裏青搗汁加蜜和勻服之每日服五七次七日全愈　齒痛雪裏青搗汁含痛處再用酒和服少許　痔瘡雪裏青煎湯洗之　吹喉薄荷一兩雪

裏青五錢加氷片三分為末吹喉或吹鼻孔亦可　肺癰集效方
雪裏青搗汁沖酒服之立效　黄雨巖云危篤肺癰痿證第一用
雪裏青搗汁服如吐尤妙　治雙單蛾木蓮蓬雪裏青根葉搗汁
米醋滚過沖服　前汁含少許嚥之吐出即愈

茘枝草　一名皺皮葱丹術家入爐火用　百草鏡茘枝草冬盡發
苗經霜雪不枯三月抽莖高近尺許開花細紫成穗五月枯莖方
中空葉尖而長面有麻纍邊有鋸齒三月採辛亥予寓臨安署中
見荒圃中多此物葉深青映日有光邊作鋸齒葉背淡白色絲筋
紋輟錠露麻纍凹凸最分明凌冬不枯皆獨瓣一叢數十葉點綴

砌草間亦雅觀也　性涼涼血　葛祖遺方治咽喉十八證消癰
腫楊梅痔瘡
急慢驚風集聽荔枝草汁半鍾水飛過硃砂半分和勻服之立愈
小兒痞積集聽荔枝草汁入茶盃內用不見水雞軟肝一個將
銀針攢數孔浸在汁內汁浮于肝放飯鍋上蒸熟食之即愈　喉
痛或生乳蛾救生苦海用荔枝草搗爛加米醋絹包裹縛筋頭上
點入喉中數次愈　雙單蛾集效方雪裏青一握搗汁半茶鍾滾
水沖服有痰吐出如無痰將雞毛探吐若口乾以鹽湯醋湯止渴
切忌青菜菜油　痔瘡活人書雪裏青汁炒槐米為末柿餅搗丸

如桐子大每服三錢雪裏青煎湯下 白濁張篆漪傳方雪裏青
草生白酒煎服 無名腫毒葉天士效方雪裏青一握鮮者佳加
金翦刀同搗爛入酒糟半鐘共搗敷不必留頭輕者自散重者雖
出膿無妨 治鼠瘻經驗廣集用過冬青即荔枝草又名天名精
五六枝同鯽魚入鍋煮熟去草及魚飲汁數次愈
汪連仕草藥方鳳眼草即荔枝草土人稱為賴師草醫家名隔冬
青涼血止崩漏散一切癰毒最效

望江青

一名還精草玉星草銀脚鷺鷥血見愁穀雨後發苗生澤旁湖岸

方軗中空葉狹長而尖有鋸齒對節生小滿後抽莖開花成穗細紫層層而上寒露時枯根多鬚節方而白極長亦空用根尤妙涼苦百草鏡性寒而味微苦入肺經吐血服之生精還力除濕熱去星障療肺癰勞力傷脫力黃同金器煎服愈驚風

目中起星翳障　百草鏡望江青一兩羊肝一具同豆腐煮食

吐血　白蜜二兩隔湯燉熱望江青一兩煎汁沖蜜服不論遠年新起一切血證二服除根嘉慶三年予僕孫成患血證甚劇得此方而愈但服此藥後每服須吃桂元五斤二服吃十斤方無後患此藥服後人如醉惺惺然欲睡一週時自愈再得燕窩粥培元更

妙

乳癰乳核　秋泉家秘祖傳天下第一奇方專治乳癰乳核腫硬大者服之即内消用九龍川即龍見怕一兩細葉冬青即山黃楊五錢龍爪紫金鞭即馬鞭草又名龍爪草一兩金翦刀三錢九節金絲草即望江青五錢遍地金龍草即地五爪三錢用無灰酒二碗加香圓葉或橘葉十餘片煎鍾半飢時隨量二三次服之渣再煎服

絕瘧　望江青乾者五錢煎酒服

予表戚張石港先生常服望江青每日用乾者三錢北棗六枚同

煎食如是三年身輕腳健終年無疾云其功不下參也

王聖俞云銀腳鷺鷥葉似胡麻而小直莖可尺許長其葉對生根絶類水芹味甘而多津液採而以蜜拌蒸食治肺虚失音久服最益人西湖諸山皆有之據此則似另一種蓋望江青根白不長若長者乃銀腳鷺鷥也並存以候考

李氏草秘望江青俗呼天芝麻以其葉似芝麻葉也方梗對節生葉至春節間開紅紫花生水溝澤邊形似豬闌草

治打傷跌損最活血搗汁沖酒服渣罨傷處　一人閃足痛不能舉無苗尋根搗汁入煎劑三服而愈同牛膝芎藥當歸獨活王乂

草活血丹七葉草五爪龍放棒行金雀腦覆絲藤擨草等和勻搗汁加酒服之損傷垂死但得入咽可生並治諸爛痛瘡癬吐血亦效

無骨苧麻 接骨草　麻衣接骨　紫接骨附

即玉接骨一名血見愁玉錢草麒麟草玉連環葉小圓根如水芹生濕陰處立夏時發苗逢節則粗葉尖長根蔓延色白多粗節類竹根搗之汁粘高者尺許鬆土種之極易繁衍入藥用根百草鏡云玉盤龍一名無骨苧麻葉類苧麻而薄小背不白莖如筋色明透至九月莖白明如水晶上有細紅點子十月萎採宜九月一名

玉梗半枝蓮搗之有白漿稠滑綱目蒴藋條釋名云即接骨草蘇恭云葉似芹冦宗奭云花白子青十月子乃紅熟有一二百子時珍云每枝五葉接羣芳譜則花白而葉不類其根乃似水芹令人搗汁以續筋骨損折頗驗名玉接骨當是此種然綱目無一語治折傷且所引形狀率多含混故特明晰補之

性涼味甘淡入肺經血分治吐血腸紅下血跌打損傷採藥志云接骨草又名玉梗金不換性溫能止血生肌行肺經之惡血引血歸經理氣開胃大有功效

接骨草　苗如竹節出廣西粵語此草叢生高二三尺葉大如柳而

厚莖有節色綠而圓花白午開自三月至九月不絕羣芳譜四季花一名接骨草葉細花小色白自三月開至九月午開子落枝葉搗汁可治跌打損傷九月内剖根分種　肇慶志接骨草出封川陽江一名四季花生園林中莖綠而圓葉長如指而尖花白跌傷骨節搗爛敷之可以接骨而本草不載　李氏草秘羊耳草又名接骨草生墻崖上葉如羊耳專治接骨

性平治折傷續斷骨搗罨即愈

麻衣接骨　生背陰山脚下或澗旁穀雨後發苗葉類苧麻背不白對節生節下則粗如鶴膝作紫色敏按接骨數種俱産深山澗隰

間人家亦間有種之者然麻衣接骨每不易得玉接骨性涼味甘而補能和中調血生髓益津其功不僅專治折傷麻衣接骨性溫而行血惟專治折損故多不傳其種辛亥予館臨安遊西徑山中寶珠寺見山門外遍隙地皆麻衣接骨形狀儼如土牛膝而粗處作紫黯色折之甚脆從粗節處斷視之紫透中心誠為佳草不易得而山僧土人悉皆莫識故得滋育盈畦也

治跌打損傷

紫接骨　生山土與麻衣接骨相似而葉莖俱紫

治跌撲勞傷損瘀

汪連仕云金寶相一名金鉢盂罨金瘡之聖藥又能散風透膿一夜即透其葉如蝴蝶花根如商陸即皺皮葱今呼麻衣接骨敏按汪所論當又是一種亦非茘枝草而又不是似牛膝之一種接骨也

鳳眼草 花上細粉附

此草苗如薄荷葉微圓長五六寸穀雨後生苗立夏後枝椏間復生二小葉節節皆有至秋後二小葉中心白色儼如鳳眼故名八月眼中開花其花狀如鬚長一二寸紫黃色亦可入藥百草鏡

鳳眼草芒種後其枝椏間二小葉中心各起蕊一粒如人兩眼細

碎如石胡荽子狀至小暑後色轉紅黃漸抽莖長如鬚此草自苗至老葉皆有淡紅暈敏按經驗廣集治小便不通有皁角湯熏法方中用鳳眼草乃臭椿別名與此名同物異

治一切風痺活血去風酒煎服立效

室女乾血勞　用鳳眼草連根葉鮮者一兩加紅花三錢酒煎服通經自驗

四日兩頭瘧　用鳳眼草煮紅棗飲汁自愈 俱傳信方

婦女經閉不通發熱勞證　鳳眼草為末一兩紅花炒三錢水三鍾煎一鍾入黑糖五錢空心服三五劑見血方止 醫學指南

遺精白濁 鳳眼草炒乾研末五錢沖熱黃酒服之自效醫學指南

花上細粉 入癬藥殺蟲定癢

雀麥

汪氏采藥書即雀角花此花令人觸怒花象雀脚獵人採熬藥箭呼為破關草人以其能爛痔漏呼為破管草

風膏藥

桂海草木志葉如冬青 粵志肇慶七星巖產風藥叢生石隙其葉圓厚和酒嚼之治風疾一曰風草一曰風菜諺云風病須風菜即此 按福寧府志風藤草一名山膏藥治風愈瘡或即此歟

治太陽頭疼目昏眩

竹葉細辛

即獐耳草香勝細辛

治脫力虛黃汪氏方

離情草

出雲南夷中多有鬻之者凡人為情慾錮閉往往致死得此草一莖煎食之入口即豁如夢醒斷緣絕愛亦不自知所以然也按段成式雜俎載左行草使人無情范陽以之入貢或即此類歟又有合情草與之相反可知造化之生物必有對待如此也

已相思絕情愛如神

和合草

此即合情草也柳崖外編永昌府瀾滄江外有和合草根潔白結男女交媾狀土人見之用稻米周遭圍之方可握得否則遁去有夫婦不諧者服之即歡好然載諸江船輒沈溺不得渡智者用長線繫置岸側持線登舟渡畢然後引過故滇省近邊一帶時時有之聞服之者曰男視女雖嫫母西子王嫱不若也女視男雖醜亦潘安雖老亦健兒也治夫婦相憎疾煎酒服

鹽蓬鹻蓬

藥性考二種皆產北直鹹地土人割之燒灰淋湯煎熬得鹽其葉似蒿圓長至秋時莖葉俱紅燒灰煎鹽勝海水煮者

味鹹性涼清熱消積

知風草

藥性考生雷瓊蔓生無毒土人春日視其苗有一節則一次有風入藥以無節者浸酒用

治一切風痺入骨能拔之出外

鳳頭蓮

出臺灣內山形如黃連色紫多細鬚茸然分歧如鳳頭故名

性平治咽喉一切諸證

梨鬆果

如肥皂出臺灣

治疔瘡磨塗

蒲包草

活人書又名鬼蠟燭新語云水蠟燭草本生野塘間秋杪結實宛與蠟燭相似有詠者云風搖無弄影煤炱不燃烟以其開花結實儼似蠟燭故名蘆葦蕩中頗多土人採其實以治金刃傷止血用

治瘰癧　蒲包草連根採來洗去泥切寸段砂鍋煎湯代茶飲不

論男女皆愈但婦人服此愈後終不受孕須服北京眞益母九四
五兩可解之
汪連仕采藥書蒲蒡即蒲草南人呼莎草北人呼板枝花結實為
鬼蠟燭其粉即蒲黃

鬼扇草

采藥錄鬼扇草生石壁上葉面青有直紋如白果葉狀枝枝如扇
骨人若打死在地搗此草汁灌入口即甦醒

鮎魚鬚

采藥錄鮎魚鬚草梗葉青色面起直紋葉葉有鬚二條其根如竹

鞭狀

治疔瘡一切腫毒

汪連仕云鮎魚鬚沿藤如豆葉二丫內二鬚根白而粗專治一切疔瘡腫毒

紫背稀奇

采藥錄紫背生陰山著地布苗葉有兩大兩小面灰草直紋背微紫若起心有藤一二尺長葉尖對生

治痘毒用活草一斤作二服酒煎下已成速愈未成立消

本草綱目拾遺卷五

錢塘趙學敏恕軒氏輯

草部中

金豆子 夜關門附

百草鏡一名金花豹子三月生苗十月枯雖豆類卻不起蔓本高一二尺分枝成叢葉似槐而稍大處暑時開黃花五出磬口蠟梅似之結莢向上類蜂蠳而短長只二三寸實似綠豆而扁皮有紫斑較綠豆稍大味淡　子治疔癰如神

葉　治腫毒茅氏傳方以葉曬乾研末醋和敷留頭即消或酒下

二三錢亦可

按傅滄菴花草訣金豆子開黄花子如緑豆入滾茶味清香即草決明盜憲王救荒本草有山扁豆即茳芒決明味甘滑可作酒麯俗呼獨占缸苗葉花子皆可瀹茹及點茶食所載形狀亦與金豆子同而瀕湖綱目決明後附茳芒云性平無毒火炙作飲極香除痰止渴令人不睡調中隋稠禪師採作五色飲以進煬帝者是也無治疔腫之説故並存以備考

夜關門　葉如槐夜即合開黄花仁和筧橋人種之俞曉園云有草本木二種草本者良木本者乃合歡也能追風取皮治肺癰不斂熬

膏貼毒生肌收口按綱目馬蹄決明葉亦如槐晝開夜合其葉本
小末大秋開黃花或即係決明但綱目于決明子下亦不言疝氣
今並存之
莢治疝氣

接骨仙桃

一名奪命丹活血丹蟠桃草生田野間似鱧腸草結子如桃熟則
微紅小如菉豆大內有蟲者佳
百草鏡仙桃草近水處田塍多有之穀雨後生苗葉光長類旱蓮
高尺許莖空摘斷不黑亦不香立夏後開細白花亦類旱蓮而成

穗結實如豆大似桃子中空內有小蟲在內生翅穴孔而出採時須俟實將紅蟲未出生翅時收用藥力方全蓋此草之用全在蟲須曬焙令蟲內死若挂懸風乾恐內蟲生翅而出藥亦無力矣按此草須芒種後採若過夏至則蟲穴孔而出化為小蚊苞空無用矣性溫味甘淡消癰腫跌打或搗汁或屑服俱效

治肝氣和胃　集聽云一名八卦仙桃此草生田野葉如石榴葉實如桃子絕小內生小蟲者眞取實連蟲用一方專治肝氣胃氣小腸疝證用仙桃草有蟲者金橘核福橘核蓽澄茄各等分為末砂糖調丸菉豆大每晚服一錢許至重者二服斷根

治勞損虛怯　百草鏡云取有蟲仙桃草用童便製透入補藥用

治吐血　百草鏡云用新鮮接骨仙桃草搗汁加入乳和服按吐血諸方皆用涼血之劑惟此藥性熱加人乳能引血歸經故妙

跌撲損傷　救生苦海用地蘇木五錢八角金盤根一錢接骨仙桃草五錢臭梧桐花三錢煎酒服

七葉黃 山黃荆附

一名豬卧草地五爪珠子草烏食草烏蛇草七絃琴亦名七葉黃荆藤生土墻脚下陰地葉尖長相對三四行成一瓣莖上起稜一四間紫色白露後抽心高三五尺開細白花成簇結子亦細碎霜

後紅如珊瑚細珠根長而白入藥 百草鏡云此種有木本者名
芊芊活治跌撲癰腫
味甘治勞力傷跌打魚口漆瘡煎湯洗
治便毒擣汁將肥皂一個煅存性調酒服渣敷患處
治臌脹生服能令人吐
治跌打損傷閃腰挫氣痛 集聽云此秘方也用烏蛇草曬乾為
末砂糖酒調服最凶者加童便須端午日午時收者更效若急用
不拘時日取鮮者搗爛服發汗愈此草有五名一日烏蛇草一日
烏龍草一日豬卧草一日七葉黃荆因其葉七片一枝或五片大

者九片其根名千秋藤九十月間頂上結紅子曬乾呑之可治疝氣汪連仕草藥方七葉黄荆俗呼扦扦活又名放棍行又名珊瑚配與烏蛇草別

山黄荆 玉環志葉似楓而有杈結黑子如胡椒而尖可屑粉煮食之又有木荆似藜結子不可食翦其枝可以接梨入藥用山荆消食下氣

痔漏成管 退管方黄荆條所結之子炙燥為末五錢一服黑糖拌空心陳酒送服專治痔漏之管服之管自退出

九竅出血 救生苦海黄荆有二種赤者為楛青者為荆其本心方其枝對出一枝五葉或七葉葉如榆葉長而尖作鋸齒五月時

開花紅紫色成穗子如胡荽子大有白膜皮包裹用其葉搗汁酒和服二合立止

骨蒸勞熱　養素園驗方六月雪黃荊子稀薟草何首烏當歸川芎熟地白茯苓水二鍾薑三片煎八分服有痰加半夏

漆瘡　姚希周經驗方用烏蛇草不論鮮乾一握煎湯一洗即愈

傷寒發熱而呃逆者　回春用黃荊子不拘多少炒水煎服下立止

杖瘡起疔甲　黃荊子焙乾為末搽上即開不用刀刮

肝胃痛　周山人方用黃荊子研末和粉作團食一二次斷根

腳蛀 周氏方用黃荆嫩腦葉擣爛罨上卽愈

救命王 金不換附

一名死裏逃生

治小兒感冒風寒咳嗽大人傷力損傷吐血諸風疼痛無名腫毒

金不換 亦名救命王似羊蹄根而葉圓短本不甚高此草生于西

極傳入中土人家種之治病故山澤中不産立春後生夏至後枯

用根綱目三七亦名金不換與此別又木本亦有金不換

性平破瘀生新治跌打消癰腫止血愈疥癬和糖醋擣搽截蟲

傷用葉擣塗 治肺癰

葉能伸臂力開硬弓凡臂痛或力弱不能開弓者取其葉揉軟覆膊上以帛束之過夜痛者卽定疼且全力俱攝入臂上開弓更不費力營伍需為要藥

腫毒初起　百草鏡金不換草根葉不拘搗碎五錢陳酒煎服

肺癰　百草鏡金不換草根一兩或葉七瓣搗汁酒煎服三次愈不論口臭吐穢物者皆效

風痛　楊氏驗方金不換錢半小活血枳殼蘇葉當歸各三錢烏藥川芎各二錢花粉五錢老酒一斤煎熱服

跌打痛疼風氣　慈航活人書救命王郎金不換葉如冬菜葉春

夏用葉秋冬用根擣汁沖酒服渣加毛脚蟹搗爛敷如風氣呆用渣敷

汪連仕草葉方金不換大葉者為金鉢盂大接骨草細葉者小接骨草吐血頗效因呼為吐血草軍中箭傷罨之效即呼箭頭草

又方行血破血合地蘇木落得打共酒服

黃麻葉

醫方集聽云此治諸血之聖藥一名牛泥茨一名三珠草一名天紫蘇三月生苗如麻葉有微毛取葉嚼之味如苦蘿久嚼微辛大葉菊兩小葉如杏葉至八九月每葉生子三粒狀如粟米子肉一

粒如菜子嫩時青色老即黑色開花細小紫紅色自五月起至九月止處處有之

治血證集驗取黃麻葉同虎杖龍牙用

血崩集驗用黃麻葉連根搗爛酒煎露一宿次早服之

子　治咳傷肺

汪連仕云大麻子即黃麻子性熱行血醫人合麻藥共風茄用

六月霜

丁未予館奉化邑人暑月俱以此代茶云消食運脾性寒解暑如神五月內山人率刈乾束縛售買予曾買得一束如乾薄荷狀而

長大倍之莖上綴白珠成穗土人云子能下氣消食更甚于枝葉偶得痞悶不快因取一枝沖湯代茶飲次日即健啖異常所言信不妄也　三才藻異一名六月冷即曲節草也性寒故名花似薄荷葉似劉寄奴名蛇藍

解暑消積滯小兒暑月泡茶食之佳

性苦寒亦厚腸胃止痢開膈食之令人善啖凡傷寒時疫取一莖帶子者煎服之能起死回生屢試皆效又善解毒洗瘡疥皆愈

按綱目曲節草一名六月霜瀕湖所引圖經云甘平無毒治發背消癰拔毒同甘草作末米汁調服而他治有殊功並未言及今仍

補之

山海螺

生山溪澗濱隰地上葉五瓣附莖而生根如狼毒皮有綳旋紋與海螺相似而生于山故名雖生溪畔性卻喜燥枝葉繁弱可以入盆玩　百草鏡云生山土二月採絕似狼毒惟皮疙瘩掐破有白漿為異其葉四瓣枝梗蔓延秋後結子如算盤珠匊有四葉承之治腫毒瘰癧取汁和酒服渣敷患處

汪連仕云苗蔓生根如蘿蔔味多臭治楊梅惡瘡神效　王安采藥方山海螺一名白河車加紫河車紅白石膏名四聖散治腸癰

便毒臟毒乳癰疽皆效

水楊柳

張琰種痘新書云水楊柳乃草本生溪澗水旁葉如柳其莖春時青至夏末秋初則赤矣條條直上不分枝椏至秋畧含赤花凡痘焦紫乾枯者以此洗之立見光亮漿水即行其效如神洗後視之則已洗未洗之處其明潤焦暗形色判然取水行漿之效孰有速于此者但須用巾蘸其藥水頻頻與拭必水足而後已也若秋冬葉落取根用之

按瀕湖綱目木部有水楊柳亦主治痘毒引魏直博愛心鑑浴痘

法但所載形狀與此全別惟于集解下註有赤楊與張琰所說不甚相遠而又無主治故為補之

性微寒味缺涼血解毒痘焦黑浴之立起治跌打損傷痧瘟瘴疫解暑鬱惡毒

水楊柳湯　張琰治痘紅紫乾燥不起水有水楊柳湯云古方所載是木本細葉紅梗枝上有圓果果有白鬚散出此等俗呼水楊梅以其果似楊梅也余未試用余常用者乃是草本生水邊葉如柳葉其梗至秋則紅赤無果結此草冬用枝梗及根春夏秋用枝葉凡痘紅紫乾枯不起水者內服活血解毒之劑外用此煎水拭

頭面連拭數次立見光潤即具行漿之勢所未洗者其色不變

手足拘攣 費建中救偏瑣言用草本水楊柳酒煎服甚驗

痔漏洗方 傳信方水楊柳根煎湯洗俟蟲出愈

膀胱落下 劉羽儀驗方此名茄病其色紫者可治白者不可治黃連一錢狗脊水楊柳根五棓子魚腥草四味不拘多寡枯礬錢許共為末煎湯先熏後洗乘熱時輕輕托進睡卧一二日即愈再服調理藥

扦扦活 毛世洪經驗集扦扦活即水楊柳其根可治楊梅結毒

小將軍

一名研星草散血丹生陰濕地立春後有苗葉類狗卵草畧大莖
微紅穀雨後開花細小結子二粒如荷包草子　百草鏡二月發
苗葉如雙珠草節間生子如鵝不食草子而畧大三月採五月枯
葛祖方治黃疸脚氣丹遊風吐血咳血
百草鏡治跌撲刀傷癰腫痰中帶血洗疥瘡
採藥志性溫敗毒治杖傷跌打損傷搗汁酒和服渣罨患處立刻
腫消而愈
金居士選要方治跌撲用五靈脂三錢麝香錢半小將軍草三兩
鮮者取汁先將酒煎上二味待好去渣再入藥汁滚一二沸取服

僧鑑平言此草治疔腫如神不論疔生何處及何種疔皆可用此搗極爛敷瘡口留頭次日即乾緊肉上洗去再敷至重者敷二次愈輕者一塗即好眞救疔垂死之聖藥也親試神驗

九鼎連環草

一名九葉雲頭艾三月生苗條子出高二三尺葉似艾菊香亦近之霜後枯產口外五臺山二處近有人帶種各處可植八九月間起穗結蕊類野菊蕊但不開花結實其實如野菊花心　百草鏡春月發苗葉類艾菊香亦近之八月時無花而實實先起疙瘩逐漸長大內包十餘子子細長小葉乾之甚香黃梅時須不時焙曬

否則易黴黴則無用性溫通行氣血治風痺有效

風痺 百草鏡九鼎連環草乾者二兩核桃肉三兩搗爛當歸一兩五錢黃酒浸隔水煮用

牛筋草

一名千金草夏初發苗多生階砌道左葉似韭而柔六七月起莖高尺許開花三叉其莖弱韌拔之不易斷最難芟除故有牛筋之名根入藥

治脫力黃勞力傷治瘵取此草連根淨去泥烏骨雌雞腹內蒸熟去草食雞良 百草鏡行血長力入肝經 按湖州府志南天燭

亦名牛筋草又名烏飯草與此名同物異

翠羽草

一名翠雲草孔雀花神錦花鶴翎草鳳尾草其草獨莖成瓣細葉攢簇葉上有翠斑全體皆翠花鏡翠雲草無直梗宜倒懸及平鋪在地因其葉青綠蒼翠重重碎蹙儼若翠鈿雲翹故名但有色而無花香其根遇土即生見日則萎性最喜陰濕粵志孔雀花可以辟暑汪連士云翠雲草一名翠翎草即矮腳鳳毛治痔漏同胡桃葉煎洗

余家湖州第春在草堂小樓下庭廣不及似 先大傳公於友人處乞得此草一本植之二年後滿矣色与翠羽無二望之如有煙霧嘉慶閒堂兼等讀書其中不知愛惜遂一無存者甚可惜也

治吐血神效　百草鏡女子吐血翠雲草三錢水煎服　嘉慶癸

綱目拾遺　卷五　翠羽草　半嬌紅

亥予寓西溪吳氏家次子年十五忽腹背患起紅瘰蔓延及腰如帶或云蛇纏瘡或云丹毒乃風火所結血凝滯而成予疑其入山樵採染蟲毒乃以蟾酥犀黄錠塗之不效兩三日瘰愈大作膿復與以如意金黄散敷之亦不效次日瘡剪復起紅暈更為濶大有老嫗教以用開屏鳳毛即翠雲草也搗汁塗上一夕立消此草解火毒如此又不特治血神效也

半嬌紅

一名老鸛紅水雞冠立夏後生苗一莖直上莖紅葉尖長而狹八月結實六角五月採

治風痺跌打煑羊肝食退目中紅障

普賢線

山川典産峨眉山乃樹上苔鬚蔓引而成長數尺或言深谷有尋丈者湖湘故事載羅漢條即此

唐鴛湖曰普賢線産峨眉山乃普賢石上青苔也山僧採取曬乾以為上藥益都方物記仙人縧生大山中與苔同種但巖陰石隈多鮮翠長二三尺叢垂若縧敏按酉陽雜俎仙人條出衡岳無根蒂生石上狀如同心蒂三股色綠亦不常有條即縧也此生石上者方入藥無疑

治胃脘心氣疼痛煎服頻死者皆效

藏紅花 土紅花附

出西藏形如菊乾之可治諸痞試驗之法將一朶入滾水內色如血又入色亦然可沖四次者眞綱目有番紅花又大薊曰野紅花皆與此別

治各種痞結每服一朶沖湯下忌食油葷鹽宜食淡粥

治吐血　王士瑤云不論虛實何經所吐之血只須用藏紅花將無灰酒一盞花一朶入酒內隔湯燉出汁服之入口血即止屢試皆效

土紅花　福建續志土紅花大者高七八尺葉如枇杷而小無毛秋生白花如粟米粒生福州及南恩州山野中福州生者作細藤似芙蓉上青下白根如葛頭入藥薄切用米泔浸一宿更用清水浸一宿搗服

味甘苦治勞瘴

阿勃參

華夷花木考阿勃參出佛林國長一丈餘皮色青白葉細兩兩相對花似蔓菁正黃子似胡椒赤色斫其枝汁如油其油極貴價重千金

油塗疥癬即愈

茄連

延綏鎮志葉如藍草而肥厚種之畦塍根圓大類葵露出土外開黃花京師謂之撇藍

能解煤毒

靈通草

楚庭稗珠僧建公之徒參悟患聾建公謂得羅浮靈通草始瘳參悟來博館入山於玉女峯得此草莖長三尺如箸而勁中虛兩頭皆實頂開七葉取葉煎水服截其虛者貫兩耳中夜一聲若雷聾

遂開
治聾
羅裙帶
職方考出廣西南寧府葉滑嫩長二尺許似帶治折傷損手足者
取葉火煨微熱貼之即愈
金狗脊
職方考出粵西南寧府即赤蕨根形如狗脊毛如狗毛有黃黑之
分
止諸瘡血出治頑痺黑色者殺蟲更效

雪裏開 雪裏花附

雁山志性大寒深谷中有之能解砒毒冬時開花故名

治喉瘡熱毒萬氏家抄取根搗汁服

雪裏花 朱楚良在鎮海其土人有採雪裏花者冬月嚴寒此花始生在招寶山龍潭蓊環渚而發苗甚短小如六月雪狀高不過二寸許每雪時開白花如豆大土人采得乾之入藥

敷痔以雪裏花為末濕者乾摻乾者麻油調塗一二度其痔即消

縮

苦草

綱目水草類載苦草云生湖澤中長二三尺狀如茅蒲之類主治白帶又主好嗜乾茶面黃二種病其氣味藥性又失載今依張璐玉本經逢原補之苦溫無毒香竄入足厥陰肝經理氣中之血產後煎服能逐惡路但味苦伐胃氣竄傷腦膏粱柔脆者服之減食作瀉過服則晚年多患頭風者人畏多產育以苗子三錢經行後麴淋酒服則不受姙傷血之性可知

山馬蘭

歐江志別名一枝香按綱目馬蘭下集解註云又有山馬蘭生山側似劉寄奴葉無極不對生花心微黃赤大補血而不言其有治

痰開塞之功　百草鏡山馬蘭治疔極效故又名疔見怕其蔓延到處節上生根故又名鬼仙橋皆俗見隨義而呼也治風痰喉閉驚風敷疔定痛搗汁塗小兒蛇纏煎湯洗痔腫疥痒百草鏡

風痰喉閉　永嘉縣志山馬蘭取根搗碎用人乳浸男病用哺女婦人乳女病用哺男婦人乳浸少頃令病人仰卧凳上將頭倒垂以乳汁男左女右滴入鼻中候喉中有痰涎壅塞即轉身垂頭開口任痰自流流完病愈但此藥入鼻後病人不許有聲一作痰即止

小兒驚風牙關緊閉煎汁灌入喉中即愈

鎖喉風頭面頸項俱腫飲食不下　傳信方白馬蘭搗爛井花水取濃汁白酒漿勻調下喉立效

小兒頸項腿肋縫中潰爛　養生經驗方以馬蘭汁調六一散搽之即愈　馬蘭搗為膏能治大人兩腿赤腫流火或濕熱伏於經絡皮面上不紅不腫其疼異常病人只叫腿熱他人按之極冷此謂伏氣之病用此膏藥搽之立愈

流注　顧錦州傳方山馬蘭煮熟麻油醬油作蔬拌食半月自消

野馬蘭

百草鏡云馬蘭氣香可作蔬供此種係野生者其氣臭不可食三

月發苗莖赤而粗秋開白花成簇細碎因其功能涼血與馬蘭同故名三月採莖葉根俱入藥

性寒涼血治小兒乖瘡濕熱蛇咬

獨脚馬蘭

李氏草秘此草生河澤邊葉如柳對葉圓梗

治發背諸腫毒熱癤搗汁一杯入酒二杯服之未成膿者即消有膿者即出重極者服半碗或一碗渣罨患處

玉淨瓶

俗名豬屎草氣殺郎中白山桃春月發苗葉尖長排生莖有白紋

斑點高數尺葉對節生夏開細白花成簇如華蓋結實如萊菔子大青圓霜降後紅其根肥白十月採入藥

味甘性平和血行血治勞傷跌撲

汪連仕草藥方氣殺郎中草一名青背仙禽又名疔見怕山人呼疔頭草其性清涼降火消癰毒散腫拔疔根

紗帽翅

臺海采風圖此草一莖數十花色黃入藥用葉治癬

石風丹

生石上能療瘡毒出雲南蒙化府

象鼻草

職方考出雲南府

治丹毒跌撲損傷

透骨草

珍異藥品云形如牛膝綱目有名未用下附透骨草亦未詳其形狀據其所引治病諸用乃鳳仙草也蓋鳳仙亦有透骨草之名與此迥別

療熱毒良珍異藥品

治風氣疼痛不拘遠年近日家寶方透骨草二兩川山甲二兩

防風二兩當歸三兩白蒺藜四兩白芍三兩豨薟四兩去莖用葉九蒸九曬海風藤二兩生地四兩廣皮一兩甘草一兩以上為末用豬板油一斤煉蜜為丸梧子大早晚各五錢酒下

腿疼難忍 醫學指南核桃肉四個酸葡萄七個斑蝥一個鐵線透骨草三錢水煎熱服出汗愈不問風濕皆效

治痞 醫學指南透骨草一味貼患處一炷香或半炷香時即揭去皮上起泡即愈

洗癱瘓秘方 醫學指南蛤蚧一個麻黃川椒透骨草防風大鹽各四兩白花蛇二錢艾一把槐枝一條川烏草烏各二錢紫花地

丁一斤用水兩桶煎用大缸半埋在地入水溫時坐上洗再用水二桶煎渣候冷時再入熱水或一日或一夜臨出時用水澆頂心數次再用芥末稀貼患處紙絹裹熱坑上睡汗出盡為度忌早起飲食就臥內妙

汪連仕采藥書透骨草彷彿馬鞭之形大能軟堅取汗浸龜板能化為水合金瘡入骨補髓兼治難產專主煉膏丹　按鳳仙白花者亦名透骨白追風散氣紅花者名透骨紅破血墮胎亦有透骨之名非一物也

不死草

珍異藥品出柳州高一二尺狀如茅食之延年暑時置盤中食物不腐并可辟蠅

拳黃雞子

珍異藥品一名水蘿蔔

治霍亂吐瀉瘧疾每用一錢嚼碎水飲下

雞腳草

汪連仕采藥書即雞爪花其子名勝光子去星翳明目清肝

根　行血治風治大麻風鶴膝風雞爪風

刀鎗草

粵西叢載此草細葉黃花

止金瘡血

苦地膽

出粵西

葉可貼熱毒瘡

箭頭風

粵西叢載花似箭頭 職方典産廣西南寧府山中花如箭簇

治風四肢骨節痛煎水薰洗之愈

消痰治氣急定喘妙方　王登南方取箭風草放鮮肉內煨熟要淡忌用鹽醬取出去草食肉

紅果草

粵西叢載有二種果大者葉畧尖不入藥用又有果如小指頭頂者葉圓邊花梗有軟刺入藥用

龍柏藥性考紅果草出廣西葉圓刺弱味辛煎湯漱牙疼治牙疼酒刺

勾金皮

珍異藥品云形未詳

治無名腫毒惡毒醋塗磨上即消牙疼以皮塞牙縫中即定咽喉乳蛾每用三五釐細嚼嚥下

琉璃草

出始興瓊瓏巖莖如芹梗與肇慶風藥相類食之治風

仙人凍

一名涼粉草出廣中莖葉秀麗香猶藿檀以汁和米粉食之止飢山人種之連畝當暑售之　職方典仙人草莖葉秀麗香似檀藿夏取其汁和羹其堅成冰出惠州府療飢澤顏

金絲草

出陝西慶陽

性涼味苦能去瘴解諸藥之毒

紅珠大鋸草

治臌脹黄疸　王安卿採藥志大鋸草敗毒消腫清火

金剛草

治肺癰痔漏疔腫

飛鸞草

秋景盦雜記飛鸞草生錢塘葛嶺後山金鼓洞涉泉入洞暗處仰

見一線天光光中見有此草形如飛鸞有頭有翅有三尾雪中開五色細花中抽一莖直上著花葉如金絲荷葉草面綠背銀紅色光者可治病有黑毛而不開花者乃斷腸草能殺人不可誤采也故須雪中見花者為眞根如老薑入藥用葉

性上升味苦寒治咽喉及口内諸病取葉七片滾水沖服立愈但此草味雖苦寒性不下降而獨上升見物即沾竄烈可知以此草沖于水中用指蘸之則苦味全在指上其水即淡若沾唇上則味在唇上水雖咽下而味不入喉也故治咽喉者須以小管灌于喉中或令病人張大口用匙灌入直達喉所則味在患處矣金鼓洞

左近背陰地亦多有之

臺七星

臺灣志即七里香出臺地者能辟烟瘴所種之地蚊蚋不生

辟瘴焚其烟化蚊蚋為水

番薏茹

采風圖一名番苦苓一名心痛草種出荷蘭葉秀嫩似雲板曬乾

則香結子青紅色

治一切心氣痛

馬尾絲

臺志畧此草葉細而長花紅而小根如茘枝核黄色多細絲如髮
不物乾鮮皆可用
治蛇蜂諸毒

方正草
福建續志出永春州葉狹而長藍色平分四方攢莖而上其實六
辦
治金蠶蠱

七仙草
三才藻異葉尖細長

治杖瘡

青烟白鶴草

汪連仕云草生海島其性最行氣味其猛烈色綠如翠能入氣分血分清積氣散鬱血續筋骨土人以煎膏療病治内外一切證其汁即阿魏近日方士于後營打枝卷葉家園取樹脂偽充射利又有以秦皮代充者真者亦稀見矣

大母藥

四川通志出雪山石塊上有雌雄二種出必雙出補元氣益髓脈功同人蓡

藍布裙

四川通志草本出松潘衛

治腳氣壯筋骨

露筋草

藻異生施州高三尺苗即花子碧色不彫

治蜘蛛傷瘡

百里奚草

藻異名殺羊齒產陰地如秋海棠

味酸治牙疼

黄德祖

藻異德祖即石公號此草生圯上故名葉如尖刀獨梗芋花紅白頭如何首烏

治瘡癬

斑節相思

諸羅志枝葉類薄荷而大味似艾

性能解毒

野丈人

藻異葉似芍藥花類木槿白毛寸餘披下如白頭翁

去腸垢消積滯

戴文玉

藻異戴文玉草名如金釵草黄色

療血疾

金果欖

出廣中百草鏡云出廣西性寒皮有疙瘩味苦色黄陳廷慶云内肉白者良但有二種一種味甚苦一種味微苦入藥以甚苦者良性涼解毒百草鏡云凡腫毒初起好醋磨敷露出患頭初起者消已成者潰咽喉一切證煎服一二錢即效如喉中痛爛用三錢為

末加氷片一分吹之
藥性考金果欖産廣西生于藤根堅實而重大者良藤亦可用味苦性大寒解毒咽喉急痺口爛目痛耳脹熱嗽嵐瘴吐衂俱可磨服癰疽發背焮赤疔瘯蛇蠍蟲傷俱可磨塗
柑園小識金果欖種出交趾近産于廣西蒼梧藤邑蔓生土中結實如橄欖皮似白朮剖之色微黄味苦土人每鑿山穿石或深丈許取之先君嘗覔得二十枚愈數百人而疔喉等證有起死回生之功當廣傳之以補草木之缺
性寒味苦能祛内外結熱遍身惡毒消瘴癘雙單蛾及齒痛切薄

片含之極神效磨塗疔瘡腫毒立消 柑園小識

雁來紅

一名老少年無有用入藥者惟急救方有治腦漏法用老少年煎湯熱薰鼻内然後將湯服二三口大妙冬間用根 瀕湖綱目青箱下附雁來紅亦無主治土宿眞君本草雁來紅制汞膏子眼藥去遠年星障 眼科要覽老少年銀杏部壳為君官渣根大葉者佳千里光雄楊樹根皮為臣煎成濃膏量加製甘石氷片 又方加茶樹根皮

花鏡老少年其苗初出似莧莖葉穗子與雞冠無異至深秋本高

六七尺則脚葉深紫色而頂葉大紅鮮麗可愛愈久愈妍如花秋色之最佳者又有一種少年老則頂黃紅而脚葉綠為别一種枝頭亂葉叢生紅紫黃綠相兼雜出者名十樣景一種根下葉綠頂上葉純黃者名雁來黃

天燈籠草

一名珊瑚柳形如辣茄而葉大本高尺許開花白色結子如茘枝外空内有綠子經霜乃紅京師呼為紅姑娘按此草主治雖夥惟咽喉是其專治用之功最捷綱目主治下失載故補之

性寒治咽喉腫痛如神

汪連仕采藥書金燈籠園人稱為天燈籠種盆為景更稱珊瑚架性能清火消鬱結治疝神效敷一切瘡腫專治鎖纏喉風治金瘡腫毒止血崩酒煎服又以反手取根七枝去梗葉洗淨連鬚切碎酒二碗煑鴨蛋二枚同酒吃治瘧如神子入藥保毒不大王安采藥方

見腫消

一名土三七乳香草越人曰奶草初生苗葉面青背紫菜似羊角菜多歧秋開小黄花如菊垂絲可愛根似芋魁入家多種之按綱目有見腫消云其葉似桑治癰腫狗咬當別是一種　採藥錄

見腫消生溪澗中葉有三角枝梗皆青根亦青色形如菖蒲根性
涼治諸瘡毒行周身活血追風散氣此又一種名同物異
草寶云治跌打損傷消腫散瘀要藥　百草鏡治乳癰腫毒金瘡
止血杖丹棒瘡喉癬雙蛾咳嗽
急慢驚風　延綠堂方土三七春夏用葉秋冬用根搗汁一鍾用
水酒漿和勻灌入自效
楊戡毛入肉作痛　秘方集驗土三七亦名金不換用其葉搗爛
塗之立止
千年老鼠屎

紫背天葵根也百草鏡云二月發苗葉如三角酸向陰者紫背為佳其根如鼠屎外黑内白三月開花細白結角亦細四月枯按東壁綱目莵葵下註云即紫背天葵于主治只言其苗不及其根之用今為補之出金華諸暨深山石罅間根大者甚佳春生夏枯秋冬罕有

性涼清熱治癰疽腫毒疔瘡癧痺跌撲風火傷七種疝氣痔瘡勞傷

癧痺　醫宗彙編用紫背天葵子每歲一粒同鯽魚一錢搗敷立消

瘰癧　救生苦海用千年老鼠屎搗碎同好酒入瓶煑一炷香隔

三日隨意飲醉盖被取汗數次自效

天葵丸　黄賓江傳專治瘰癧紫背天葵一兩五錢海藻海帶昆布貝母桔梗各一兩海螵蛸五錢共為細末酒糊丸如梧桐子大每服七十丸食後溫酒下此方用桔梗開提諸氣貝母消毒化痰海藻昆布以軟堅核治瘰癧之聖藥也

諸疝初起　經驗集凡疝初起必發寒熱疼痛欲成囊癰者以荔枝核十四枚小茴香二錢紫背天葵四兩蒸白酒二壜頻服即愈

辟瘟草　魚鼈金星　鳳尾金星附

一名獨脚金雞又名鴨脚金星佩帶之可辟疫氣近見市者有小

葉而短狹大葉而長狹者皆非辟瘟草也小者名七星草俗呼骨牌草惟無五六蓋五六乃天地之中不易結寄生石樹間大者名劍脊金星長一二尺生山溪澗旁老則葉背皆起星此二種東壁綱目已收載辟瘟草葉似鴨脚有三歧一莖一葉氣味清香老則有星香氣亦減　百草鏡鴨脚金星即辟瘟草葉如鴨脚大而薄背生星點至八九月間星老乃黃乾之其氣香冽不變若葉太老及經水者便不香端午採嫩者陰乾用勿見火

性平味苦氣香治傷寒瘧痢風氣腫毒時氣惡氣散邪風乳癰熱瘡小兒痘眼疳喉閉生蛾同金鎖匙汁醋漱痧脹香竄疎經絡治

疳　百草鏡痧脹用鴨腳金星草曬乾為末取少許搐鼻中或煎服亦可　小泉驗方疔腫用鴨腳金星酒煎服即消

魚鱉金星　生背陰山石上立夏後發苗根細如鐵線蔓延石上葉對節一長一圓長者為魚圓者為鱉魚葉經霜則老背起金星惟鱉葉無亦生西湖飛來峯絕頂　永師方治烟筒戳傷喉用魚鱉金星草煎濃湯咽喉中傷立止疼而愈

治臌脹瘰癧大毒證　採藥志云性涼治痰火毒行上部　采藥方消痞塊痰核痄腮

鳳尾金星　根類竹根黃色有鬚葉類建蕙而短長不滿尺春月發

苗背有點子兩行相對有數十粒極蜜霜後乃黃生石土山下其根蔓生 百草鏡金星鳳尾其葉細碎形似鳳毛三月發苗葉背有星作細白點子秋後乃黃生古墻石塹中背日者佳惟實熱證可用

性涼治吐血咽喉火毒諸丹毒發背癰痒 百草鏡癰疽非陽毒及非金石藥毒者戒用 謝雲溪云性太涼男女忌服雖取效一時但精血受寒不能生育為虞耳 寍德縣志白腳者治痢 家寶方喉癬用金星鳳尾搗汁加米醋數匙和勻用竹筋裹新棉花蘸汁點患處稠痰隨筋而出亦治喉風

水茸角

華佗中藏經狀如鬼腰帶竹小窠子生三四月開黄花葉如百合六七月採兩浙呼為合萌治吹嬭水茸角不拘多少新瓦上焙乾為末臨卧酒調服二錢次日即愈已破者畧出黄水亦效

老鴉蒜

一名銀鎖匙一名石蒜一枝箭百草鏡云石蒜春初發苗葉如蒜又與山茹菰葉相似背有劍脊四散布地七月苗枯中心抽莛如箭幹高尺許莛端開花四五成簇六出紅如山丹根如蒜色紫赤

肉白有小毒理喉科綱目主治失載　金士彩云此吐藥也且令
人瀉
治喉風痰核白火丹肺癰煎酒服
對口初起　家寶方用老鴉蒜搗爛隔紙貼之乾則頻換其毒自
消
雙單蛾　神醫十全鏡老鴉蒜搗汁生白酒調服嘔吐而愈
洗痔漏　沈惠如傳方老鴉蒜鬼蓮蓬搗碎不拘多少好酒煎置
瓶内先熏待湯溫傾出洗之三次全愈
痰火氣急　王都官方蟑螂花根即老鴉蒜洗焙乾為末糖調酒

下一錢

玉如意 四方如意草附

一名箭頭草翦刀草大風草百草鏡云生山間或田塍有紫白二種紫花者名金翦刀白花者名銀翦刀入藥白花者良葉與人家盆栽者無異但花小葉狹長而尖微有别耳敏按山野間如意草葉上尖下圓深青色與人家所種無異惟葉色稍深綠耳其花亦有紫白二種至狹長之葉者乃地丁草所謂銀翦刀白花者是也金翦刀紫花者是也與如意草一類二種其性情功效亦不甚遠葛祖方治瘰塊瘡毒乳癰追風理氣逐痰

乳癰初起　百草鏡用玉如意草一兩白酒煎食飽時服初起者二服即消成膿者兩劑必潰已潰者三服易斂疼痛者服之能止

乳癰疔瘡　救生苦海白花如意草一名銀翦刀生田野山間較人家種者葉狹花小搗汁服之渣敷患處

兒背生泡　集驗小兒背上起白泡纍如綴珠一二日即破膿血外流痒甚一處方好一處又起用如意草搗爛敷之長巾縛定一夜而愈

腳上生瘡　集驗治腳上生瘡亂孔如蜂窩者用如意草搗爛敷之或用乾如意草為末雞子清調敷亦可

按此種又與地丁草不同地丁小而此種大地丁葉深綠此葉淺綠有云家種如意草亦有白花者乃眞玉如意野生者仍是銀翦刀耳性劣不若家種者良

痘兜氣急　劉氏驗方白花地丁不拘多少煎湯服之立止

炎天火痘　劉氏驗方暑月出痘有一種火痘徧身皆紅者是也用白花地丁搗汁白酒沖服立解

四方如意草　汪連仕草藥方其葉四處分開一名地靈芝乃瑞草四方開花莖多葉繁如如意

治神鬼二箭活血追風

水楊梅

一名金勾葉家母利藤勾子此草結紅子如楊梅小兒採食之綱目有水楊梅云其實類椒乃地椒是別一種

葉點牙疼取葉搗汁點眼角飲香茶一鍾閉目少頃牙疼即止

野靛青

一名鴨青處處有之如莧菜葉尖中心有青暈

治結熱黃疸定瘡毒疼痛生肌長肉

困來草

劉羽儀經驗方此草又名水灌頭子如桑子但桑子長而此子圓

又如茶紙子但茶紙子紅而此子綠又不可不辨

治黃疸 用囷來草石芫荽即鵝兒不食草二味洗淨搗汁沖陳酒一大鍾服之四五次自愈

走馬胎

出粵東龍門縣南囷山中屬廟子角巡司所轄山大數百里多紙槽深峻巖穴皆藏虎豹藥產虎穴形如柴根乾者內白嗅之清香研之膩細如粉噴座幽香頗甜淨襲人

研粉敷癰疽長肌肉化毒收口如神

蒼耳子油

物理小識出山東

治瘋

本草綱目拾遺卷六

錢塘趙學敏恕軒氏輯

草部下

浙貝 土貝附

今名象貝去心炒 百草鏡云浙貝出象山俗呼象貝母皮糙味苦獨顆無瓣頂圓心斜入藥選圓白而小者佳 葉闇齋云寧波象山所出貝母亦分兩瓣味苦而不甜其頂平而不尖不能如川貝之象荷花蕊也土人於象貝中揀出一二與川貝形似者以水浸去苦味曬乾充川貝賣但川貝與象貝性各不同象貝苦寒解

毒利痰開宣肺氣凡肺家挾風火有痰者宜此川貝味甘而補肺矣不若用象貝治風火痰嗽為佳若虛寒咳嗽以川貝為宜

張景岳云味大苦性寒陰也降也乃手太陰少陽足陽明厥陰之藥治肺癰肺痿欬喘吐血衄血最降痰氣善開鬱結止疼痛消脹滿清肝火明耳目除時氣煩熱黃疸淋閉便血溺血解熱毒殺諸蟲及療喉痺瘰癧乳癰發背一切瘡瘍腫毒濕熱惡瘡痔漏金瘡出血火瘡疼痛為末可敷煎湯可服性味俱厚較之川貝母清降之功不啻數倍反烏頭又解上焦肺胃之火

張石頑本經逢原云貝母浙產者治疝瘕喉痺乳癰金瘡風痙一

切齏瘍同苦參當歸治姙娠小便難同青黛治人面惡瘡同連翹治項上結核皆取其開鬱散結化痰解毒之功也
吹喉散　經驗廣集治咽喉十八證俱效大黑棗每個去核裝入五棓子一個去蟲研象貝一個去心研用泥裹煨存性共研極細末加薄荷葉末少許冰片少許貯磁瓶内臨用吹患處任其嘔出痰涎數次即愈
對口　楊春涯驗方象貝母研末敷之神效

土貝母　一名大貝母百草鏡云土貝母形大如錢獨瓣不分與川產迥别各處皆產有出安徽六安之安山者有出江南宜興之章

注者有出寍國府之孫家埠者浙江惟寍波鄞縣之樟村及象山有之入藥選白大而燥皮細者良

百草鏡云味苦性平微寒無毒能散癰毒化膿行滯解廣瘡結毒除風濕利痰敷惡瘡斂瘡口

茅昆來筆記土貝母大如錢味大苦專消癰疽痰毒楊梅結毒非此不除

乳癰初起　白芷土貝母各等分為細末每服三錢陳酒熱服護暖取汗即消重者再一服如壯實者每服五錢

治鼠瘡　彙集闗紹聖方大鯽魚一尾皁角內獨子每歲一個川

貝母三錢土貝母二錢將皁子貝母入魚肚內黃泥包裹陰陽瓦炭火焙乾存性研為細末每服三錢食後黃酒調服忌葷百日

手發背　慈惠編生甘草炙甘草各五錢角刺二錢半土炒土貝五錢半夏一錢五分甲片二錢五分炒黑知母二錢五分加蔥薑水酒煎二劑即愈

刀割斧斫夾剪鎗箭傷損　集驗云土貝母末敷之止血收口

毒蛇咬　祝氏效方急飲麻油免毒攻心再用土貝母五錢為末熱酒沖服再飲酒盡醉安臥少時藥力到處酒化為水從傷口噴出候出盡將碗內貝母渣敷傷口垂死者皆活

消瘰癧　傳信方川山甲和沙炒牛皮膠切碎麥殼炒各二兩土貝連翹各一兩共為細末大人三錢小兒二錢

汗斑　集驗土貝母一兩南硼砂一兩氷片一分共研末搽之即愈　家寶方硼砂只用五錢以暑月出汗時頻搽乃效

治乳巖　葉氏驗方陽和湯加土貝母五錢煎服數日可銷　姚希周濟世經驗方治乳巖已破用大貝母核桃槅金銀花連翹各三錢酒水煎服

乳癰　外科全生紫河車草浙貝各三錢用黃糖拌勻好酒和服盡醉蓋被取汗趙貢裁云浙貝乃寧波土貝母也

腫毒初起　百草鏡云此方傳自異人應驗如響重者不過三服輕者一二服初起即散已成者自潰且易收口甲片炙搗六錢全當歸五錢花粉八錢白芷五錢廣皮三錢土貝母研二錢銀花一兩角刺三錢赤芍六錢防風五錢甘草節六錢乳香炙另研一錢没藥炙另研一錢蘇木二錢川牛膝一錢川斷五錢酒水各半煎汁去渣將乳香没藥末調服取汗忌雞犬孝服男女僧尼觸犯須避靜室服藥趙貢栽云此方專于攻散藥力太重惟可施于壯實之人虛弱者勿服

瘰癧　不論已破未破皆治瑞安生驗方土貝半斤牛皮膠四兩

敲碎牡蠣粉炒成珠去粉為細末水發丸菉豆大每日早晚用紫背天葵根三錢或用海藻昆布各錢半煎湯吞丸三錢　又癧痒膏藥用牛皮膠水熬化一兩入土貝母末五錢攤油紙上貼之

乳癰初起　楊春涯驗方天花粉乳香去油没藥白芷歸尾土貝母赤芍獨活川芎各一錢甘草節陳皮各八分穿山甲三片皂角刺一錢五分金銀花二錢五分防風一錢五分好酒煎服　又方白芷稍土貝母天花粉各三錢乳香去油一錢五分共炒研末白酒漿調搽再用酒漿調服三錢

癧痒初起　土貝研細陳米醋和搽數日暗消　又方　土貝母

大力子全蟲洗各五錢紫背天葵根昆布洗海藻洗各一兩青皮蟬退各三錢甲片炒四錢蜈蚣酒炙七條當歸二兩為末蜜丸砂仁湯下三錢虛加人參　種福堂敷痰核瘰癧方用生南星生半夏生大黄各一兩大貝母昆布海藻海浮石銅綠明礬各五錢用商陸根汁葱汁薑汁蜜四味調敷　又痰核瘰癧膏中用大貝母

癧痒　吉雲旅抄紫背天葵一兩五錢土貝母昆布海藻各一兩西牛黄三分海螵蛸五錢陳胆星三錢桔梗一兩共為細末酒發為丸如菉豆大每日服六七十丸好酒送下

千金不易方　治男婦小兒生癧痒內消用土貝母研末陳米醋

調搽數日即消

仙姑玉環散　治痰核瘰癧未潰用此方生南星生半夏土貝各等分研末醋蜜調勻敷

痰核方　人參甘草各六分川芎桔梗陳皮木香烏梅各八分當歸白芷防風茯苓各一錢半夏五分生薑二片黑棗二個水二鍾煎服如患處有水不乾加知母一錢土貝母一錢

按貝母有甜苦之分有川象之別百草鏡云出川者曰川貝出象山者名象貝絕大者名土貝川産者味甘間有微苦總不似他産之一味苦而不甘者也入藥能補氣利痰而不寒虛人宜之象貝

一味苦寒能化堅痰性利可知若土貝功專化膿解癰毒性燥而不潤川貝象貝皆小土貝獨大川產者亦異綱目不分著功用或其時尚未有此種耳用藥識微云川貝中一種出巴東者獨大番人名紫草貝母大不道地出陝西者名西貝又號大貝張石頑云貝母川產味甘最佳西產味薄次之象山者微苦又次之一種大而苦者僅能解毒並去心用令川中亦產一種大如錢者土人以之擣粉作漿刷川細用不知入藥然則土貝川中亦產不特浙江也憶庚子春有友自川中歸貽予川貝大如錢皮細白而帶黃斑味甘云此種出龍安乃川貝中第一不可多得信是則川中之甜

貝母亦有大者不特金川子獨甜也並附以俟考小兒景失自蜀歸云川中土貝有大于錢者彼土人取為粉漿衣并漿川紬用為平番貝頂高而小如桃子樣者名瓦絲貝即地名也

草棉

藥性考云草棉甘溫禦寒卻冷燒灰止血凍瘃敷穩子熱補虛煖腰治損油毒昏目塗癬疥等

綱目木棉下註云棉有二種似木者名古貝今訛為吉貝似草者名古終今俗呼棉花乃草棉也按代醉編棉花種為番使黃始所傳宋末始入江南沈黃門焰曰番中有青黃白三種今特傳其白

者耳不知江浙草棉多種藝而木棉罕見即草棉中亦有黃色不盡是白者入藥以白為勝綱目有棉花油不言花及子功用悉為補之

百草鏡云花可止血殼可治隔　隔食隔氣用棉花殼八九月採不拘多少煎湯當茶飲之三日即愈忌食鵞

子　性熱味辛　治腸風救生苦海棉子丸取棉花子炒黃黑色去殼為末用陳米濃汁加黑砂糖為丸桐子大每日空心時滾水下三錢服至三斤可斷根　腸紅秘方集驗棉子炒為末用白糖拌米湯和服　血淋不止許氏方棉子炒燥為細末三白酒送下

二錢立止　白帶沙淋救生苦海調經門香附散中用棉子仁赤白帶下百草鏡棉花子炒黑去殼為末米糊丸每服三錢赤帶用砂糖湯下白帶用白糖湯下　種子最妙方棉花子砂糖各三錢沖酒服　薰洗痔傅信方鬼饅頭棉花子烏菱殼鳳尾草等分煎湯先薰後洗如痛加乳香癢加楊柳鬚或木稜藤　又方棉花子同槐樹梗葉煎湯薰洗自愈　下血血崩不止百草鏡棉花子燒灰存性酒下立止　便毒濟世方棉花子瓦煅存性為末每日空腹酒下二錢連服三次全消兼治血崩　陽痿不起祝氏效方棉花子水浸曬乾燒酒拌炒去殼用仁半斤破故紙鹽水炒韭菜

子炒各二兩為末蔥汁為丸梧子大每服二錢空心酒下　痢疾救生苦海棉花子仁新瓦炒去油焦研細每服二錢紅用燈心湯下白用好陳酒下　癧痺棉花瘡集驗用棉花子一斗燒酒拌和炒燥去灰再拌再炒以黑為度去殼再炒擣為末用砂糖調和每服三錢服過一升許即愈　蠡易堂驗方硫黃末拌棉花子燒烟薰二三次即絶　中風口眼喎斜便易良方棉花子炒黑為末乳香末三錢紅糖二兩飯後黃酒送下即愈　腸風下血不藥良方生柿子二個竹刀去淨蒂核以棉花子塞入柿内仍盖好瓦上煅存性研為細末米飲調服重者三服全愈　糓道生瘡俗呼偷糞

老鼠不藥良方棉花子炒去殼磨粉每早中晚三次打糊服一碗半月全愈　腎子大小偏墜回生集棉子煎湯入甕將腎囊坐入甕口俟湯冷止二三次散其冷氣自愈　癱瘓諸風醫學指南乳香没藥各三錢棉花子六錢白糖六錢為末黃酒化服出汗愈　風蟲牙疼家寶方用韭菜子黑核桃肉棉花子各一兩為末醋糊丸火酒浸咬在痛處即止　痔漏家寶方棉花子仁六兩烏梅六兩共搗爛為丸桐子大早晚每服三錢開水送下服完即愈　經水過多不止慈航活人書棉花子瓦器炒盡烟為末每服二錢空心黃酒下　小便血劉羽儀經驗方棉花子炒枯存性為末熱火

酒調服服後在左腳大指節上有毛處以豆大艾為丸將火灸之即止　盜汗不止劉氏驗方棉花子仁三四錢每日煎湯一碗空心服三四日即止　腸風腸紅下血垂危德勝堂方淮棉花核一升槐米七錢用天目芽茶四兩泡汁將二味炒燥入茶汁內復泡又炒如此數次汁乾為度磨末每服三錢空心酒送下三日立愈　牙宣蘭臺軌範用棉花核煅灰擦　吹乳即興祖方棉花子一兩打碎酒水同煎服　陰囊腎大腫大集驗方棉花子仁煎湯洗之自愈　血崩龔雲林萬病回春棉花子仁炒黃色甘草黃芩等分為末每服二錢空心黃酒下　又集驗良方用陳椶棉花子二

味燒灰存性黃酒送下即止　虛怯勞瘵久嗽吐血不止集效方棉花子不拘多少童便浸一宿為末每服一錢側柏葉湯下諸藥不效此方甚驗酒調服治血崩　集驗云棉子仁止血不寒凡血證及婦人經病帶下崩淋醋炒七次用　心腹疼痛集聽用側柏葉米泔水浸三日日易水一次曬乾炒黑棉子仁末一斤配柏末八兩如熱甚者對配　種子方集驗棉子仁淨肉四兩燒酒拌曬三次熟地二兩枸杞一兩兎絲子破故紙茯苓山藥陳皮五味子連翹何首烏各一兩蜜丸鹽湯空心服四錢　痔漏管同氏家寶方棉花子仁炒急性子炒草麻子仁炒各等分為末每服三錢空

心好酒下輕者半月重者一月管自退　出血不止家寶方棉花子燒灰存性為末敷之即止　崩帶家寶方陳蓮蓬燒灰存性五錢棉花子肉燒灰存性三錢共一服無灰酒調下

打老兒丸　良朋彙集方久服延年卻疾棉花子一斤炒去殼核桃肉四兩打爛用小米麪打糊為丸重三錢滾湯服

仙傳蟠桃丸　臥雲山人傳大有補益治諸虛百損棉花子取淨仁乾燒酒拌透下用黃酒水平對蒸一炷香紅棗用黃酒煮熟取淨肉各一斤歸身牛膝枸杞俱用酒浸肉蓯蓉酒洗去泥甲山茱萸酒潤去核兔絲子酒蒸成餅白魚膘麪炒成泡白茯苓人乳拌

蒸破故紙鹽水炒熟地酒煮如飴以上藥各四兩淨巴戟酒洗去心五兩共為細末煉蜜為丸三錢早晚酒水任意送下

棉花子丸　年希堯集驗良方云烏鬚煖腎種子陽虛人宜此藥用棉花子十數斤滾水泡過盛入蒲包悶一炷香取出曬裂殼口取仁并去外皮用淨仁三斤壓去油淨用火酒三斤泡一夜取起蒸三炷香曬乾破故紙一斤鹽水泡一夜炒乾川杜仲一斤去外粗皮黃酒泡一夜曬乾薑汁炒去絲枸杞子一斤黃酒浸蒸曬乾兎絲子一斤酒煮吐絲為度共為末蜜丸桐子大每服二三錢

長春丸　治腎虛精冷之證集驗良方魚膘一斤蛤粉炒成珠極

焦棉花子取淨仁一斤去油淨酒蒸白蓮花鬚八兩金櫻子去子淨一斤金釵石斛八兩沙蒺藜四兩枸杞子四兩五味子四兩炒鹿角五斤鋸薄片河水煮三晝夜去角取汁熬膏和藥末為丸桐子大每服三錢

健步仙方　凌雲集棉花子仁一斤淨肉用燒酒三斤炒乾枸杞子四兩酒浸杜仲四兩鹽酒煮炒兔絲子四兩酒炒歸身二兩破故紙四兩酒洗炒胡桃仁四兩共為末煉蜜為丸桐子大每服三錢空心滾湯下

治痰火後半身不遂筋骨疼痛　核桃仁棉花子仁杜仲炒巴戟

砂仁骨碎補枸杞子續斷牛膝各二兩大蝦米四兩兔絲餅四兩
用火酒二十觔煮服如年高者加附子肉蓯蓉桂各一兩酒服完
將渣曬乾為細末煉蜜為丸每服二錢酒送下

紫草茸

葉大椿痘學真傳云紫草茸古本不見近刻但在紫草項下註明
紫草茸染手者為佳竟不知別有一種予幼時見世叔華泓卿家
有紫草茸為發痘神丹乃其高祖學士鴻山公使外國帶歸者予
取而藏之每遇血熱毒壅失血煩悶頂陷不起痘疔腫脹於清解
藥中研加四五分無不神效惜乎方書不載不敢擅增本草近見

神應心書獨標紫草茸色淡紅出烏斯藏著大樹枝上如蠟其價值千金不特發痘如神用酒調服一二錢能治諸腫毒惡瘡又云順手擂一錢酒下力能催生此浟水譚應夢屢獲其效併請正西番貢僧之語至近時亦知茸非紫草之嫩苗復誤認胭脂渣即是紫草茸此說更謬　按紫草本草諸方皆用根韋宙獨行方治豌豆瘡不發煮紫草湯飲後人相承用之則以之治痘涼血解毒自此始也曾世榮活幼新書云紫草性寒小兒脾氣實者猶可用脾氣虛者反能作瀉古惟用茸取其初得陽氣以類觸類所以用發痘瘡則用茸亦見于此而亦未聞有烏斯藏所出一種據葉所云

又似紫鉚亦無的解以其親試歷效故存其說以俟後之博訪

治痘及諸腫毒惡瘡催生

已亥冬遇劉挹清少府于餘杭言其祖曾任蜀藩家有西藏紫草茸皆成塊如指頭大色紅而明透如琥珀知葉所載為不謬

翟良痘科釋意云痘科用紫草古方惟取其茸以氣輕味薄而有清涼發散之功凡下紫草必用糯米五十粒以制其冷性庶不損胃氣而致泄瀉大熱便秘者不必加

近時鋪中所作胭脂云是紫梗煎成來自番舶未知即是葉大椿所見者否

獨腳蓮

獨腳一枝蓮 八角連附

粵西偶記生廣西草如黃連根極大持入藥肆則諸藥香氣盡消

為真三腳五腳者次之
百草鏡此藥産廣東根大如錢春月發苗經霜雪則死若善藏過冬來年宿根復發苗高尺許葉大如杯宛似荷葉色綠柔厚六七月間起莖莖上有細白毛開花微垂似山蘭而小其色微紅
稗史鄱陽山間生一種草如萌芽時便似蓮蓬俗呼為獨腳蓮移植于居宅隙地及園圃中蛇虺不敢過其下王季光宅後榛莽叢中有蛇穴常出為人害乃種此草數本于穴外自是其患不作至暑月間穴内臭甚使園丁掘土訪求得死蛇十數蓋為草氣所薰漬也又一小蛇來到草旁立化為水

釆藥錄獨脚黃連葉苗如土大黃面青背赤根直色黃此草根下有赤練蛇數條者方是

按綱目鬼臼亦名獨脚蓮無治疔之說至集解下註形狀亦小有異同故仍為補之庚戌予在臨安有醫士盛天然言其地古城與餘杭接界產獨葉花生山坑不見天日其形一葉中含紅花一朶儼如蓮花狀其花從葉心透出下有根作獨蒜狀其花葉聞人聲輒縮入根內不可見遇之者記其處掘之亦止有根其葉與花雖剖根覓之亦無形迹倘得之者不論何等毒蛇咬以根擦摩蛇毒即盡如有誤食蛇變鼈者以少許煎湯服之即瘥併能解一切毒

蟲咬螫一切蠱毒草木毒咽喉一十八證皆驗如神凡人鼻發紅色生痱癌掀癢異常名曰痧蟲食鼻以此根磨塗立愈此乃天生神物有山行遇之者不論持何物先擲之以鎮住然後再掘即不能遁形凡生獨葉花地四圍約尺許無草其土不可手取亦勿以鐵刀須用竹刀掘取則不傷根蓋此物蛇最喜蟠其傍凡蛇咬人亦中人毒必退殼若覔此草卧其旁一宿則人毒解可免退殼之患大毒蛇多喜蟠其根旁故土最毒近人手則手爛然得其根反能解百種大蛇毒丐者覔此以為得寶云

治疔腫癰疽以根或醋酒磨搽葉貼癰腫能消

祝氏效方　治蛇咬用獨葉一枝花生溪灘浮土上根如鼠糞用根口嚼搽瘡上

退疔奪命丹　萬病回春云此丹專治疔瘡防風八分青皮七分羌活獨活黄連各一錢赤芍六分細辛八分殭蠶一錢蟬退四分澤蘭葉五分金銀花七分甘草節一錢獨脚蓮七分紫河車卽金線重樓七分右㕮五錢先服倍金銀花一兩澤蘭一兩少用葉生薑十斤同搗爛好酒鏇熱泡之去渣熱服不飲酒者水煎亦可然後用酒水各一半煎生薑十斤熱服出汗病退減後再加大黄五錢同煎熱服以利二三次去除毒如有膿加何首烏白芷稍在脚

加檳榔木瓜要通利加青皮木香大黃梔子牽牛

獨脚一枝蓮　百草鏡山間有之二三月苗發生菅茅俗名乾苛叢中獨莖無葉高尺許莖細強青白色莖端有一疙瘩至晚秋時疙瘩生花類蓮其根與黃麻根相似

治一切疔腫癰毒流注

八角蓮　湧幢小品綏寧產之可以伏蛇諺云識得八角蓮可與蛇共眠

治一切毒蛇傷

按瀕湖綱目有鬼臼亦治毒蛇傷　鄭樵通志云八角盤卽鬼臼

令人所謂獨脚蓮是也或粵語類舉其名呼為八角蓮未可知附存俟考

汪連仕草藥方八角蓮盤起金星名金星八角嬰兒取為獨脚蓮俗呼獨葉一枝花根如赤朮多眼如馬目今人呼馬目毒公消一切毒力能軟堅透膿

露花粉

粵志露花生番禺蔘涌狀如菖蒲其葉節邊有刺葉落根以火焰之成枝幹而多花花生叢葉中其瓣大小亦如葉而色瑩白柔滑無芭刺花抱蕊心如穗朝夕有零露在苞中可以解渴又有粉可

以入藥其生于他土者蕊落結子大如瓜曰路頭花多不香惟露花盛夏時花始熟以花覆盆盎曬之香落茶子油中其氣馥烈是曰露花油蓼涌及增城人善為之遲開者曰寒花香益清徹不可為油其生東安山中者叢卑葉小自春至秋皆花近水者尤香亦不可為油

塗兒女肌膚止汗

通血香

出西洋色如乾醬　百草鏡云出陝西羊羢客帶至杭貨賣

治血證及肝氣入藥最良臌脹救生苦海通血香一錢取亞腰葫

蘆一個不去子膜入香于内仍以所開之蓋合縫封固以陳酒安鍋内懸葫蘆于酒中挨定勿令傾倒將鍋蓋蜜煑三炷線香為度煑時其香透墻屋之外煑完取出葫蘆内子膜并藥烘乾為末每服一錢空心時酒下間五日再服一錢服盡葫蘆内藥約五六錢即愈此方出廣筆記云治脾虛有濕者

瘰癧　良朋彙集有治瘰癧内消方紫背天葵一兩五錢海帶昆布海藻各一兩海螵蛸五錢貝母桔梗各一兩通血香三錢右藥為細末酒糊為丸桐子大每服七十丸食後溫黄酒送下

痔漏通腸　海藥秘錄胡連追毒方專治痔漏不拘遠年近日有

漏或通腸及汚從孔出者先用此方追盡膿血後服黃連閉管丸取效最穩用胡黃連八錢切薄片薑汁拌炒刺蝟皮一個切碎炒黃為末通血香八分須用眞者研末麝香二分共和匀軟飯為丸麻子大每服一錢食前酒下服藥後膿水反多乃藥之功勿懼可也

黃連閉管丸　胡黃連淨末八錢甲片麻油內煠黃五錢石決明煅過五錢眞通血香六分不可少槐花五錢共為細末蜜丸麻子大每服一錢空心清米湯下早晚二服重者廿一日收功此方不用鐵針挂線之苦誠起廢之良方也如漏邊有硬肉突起者加蠶

繭二十一個炒末和入此方及遍身諸漏並治屢試屢效

臟連丸 治痔漏無論新久但舉發便下血作痛肛門墜重者臟血不止腫痛難坐者並治胡黄連淨末八兩通血香錢半用雄豬大腸盡頭一段長一尺二寸溫湯洗淨將連末及通血香灌入腸内兩頭以白絲線扎緊煮酒二升半新砂鍋煮酒將乾為度取起腸藥共搗如泥如藥爛曬一時復搗為丸桐子大每服七十丸空心溫酒送下久服除根又名曰白銀定子治漏有孔者只須半月見功神效

三品一條鎗 白砒淨末一兩白礬淨末二兩明雄黄二錢四分

通血香八分乳香一錢二分先將砒礬研極細末鐵杓鎔成餅入炭火煅烟淨取出去火毒為末和入雄黄通血香乳香細末作錠子成條插入漏内直透裏痛處為止每日上三次至七日為止半月瘡結而愈如痛未痊用生肌散收口可也　生肌散方治諸痔諸瘡腫毒等疾收口神速大妙乳香沒藥海螵蛸用三黄煮過寒水石煅過輕粉龍骨煅赤石脂煅氷片各等分共研細末摻患處外貼膏藥

野馬豆

出西藏乃番僧撚草末合成如豆形故名王怡堂云藏中出一種

草彼土人呼為野馬草番僧擇日採之研為細末置淨器中供佛前更擇日合和為藥其合藥之日率彼土男婦皆于佛前誦咒以所和藥末撚為丸男丸者為雄婦丸者為雌藥亦分雌雄形雄者丸上有圓小凸雌者作長凹色有紅有黑皆如菉豆大丸畢仍置淨器中必須雌雄合在一處一二日能生出小豆如麻子大飼以藏紅花屑間日視之紅花漸少則新生之豆漸大久則又生小豆以此生生不息亦一異也如攜帶遠方無藏紅花豆亦不死惟不能化生小豆耳　西寧人曾玉瀛言野馬豆又呼嘛呢子如半粒菉豆大藏中人得此豆每日輒誦唵嘛呢叭咪吽六字數百遍丸

豆時亦口念此六字故名能治胃氣心痛惟瘖痘瘧疾忌服以其善于長化顛倒陰陽也　馬少雲衛藏圖識藏中有子母藥大如菉豆以哈達潔裹之經時小粒漸增有子母相生之義傳達賴喇嘛默持佛咒以糌粑搓成者故以奇異著按此即野馬豆也　朱排山柑園小識喇嘛嘗聚會以米麥數粒置瓶中四人守之誦唵嘛㘍叭呢吽六字咒飲食則代無間晝夜四十九日有紅子滿瓶中大如芥子色似硃砂謂之嘛㘍子佩之能辟邪致祥小兒食之稀痘　壬子予從戚友處覓得嘛㖶子數十粒以玻璃瓶貯之形勻圓儼似急性子而色紅據云初得時色不甚紅苦無藏紅花即

市本地河南所產紅花研屑拌之久則紅色如硃砂平瑶海先生偶得西藏嘛咪子數十粒一時無玻璃器乃即置紙裹中供佛前日誦文殊六字眞言數百遍其子能忽多忽少又能透出紙裹外變幻不常異之以告客客曰此物性成本得西僧咒力其造子之法今都中喇嘛亦能為之每四月八日大小喇嘛輒羣聚佛前選高行持誦者數十人鐃鈴法鼓宣揚六字眞言七晝夜其丸即用兩手搓如粟米大口念手丸以金盆貯之丸時得咒力粒粒皆能飛飛或在窗櫺或在案格堆結團聚俟七晝夜滿後其不能飛者去之其飛者用箒掃下以送諸王大臣名嘛咪子可治諸疾變幻

多寡蓋自其成性已然無足異也入藥以西藏合者佳癸丑冬在上虞署晤平司馬少君萊仲言曾隨任中甸其地係西藏西路有喇嗎等彼地呼野馬豆為舍利子有草木佛三種彼土富人死必納一粒口中云入冥生光土人有病亦輒服之金御乘言慈谿有患耳聾者其家有藏中帶來嘛嗟子取服三粒忽聞兩耳中大聲一震轟然如掣去數百斤物者嗣後耳更聰甚其人一日忽眠食妓家次日復聾如故再服亦無效矣

綿絮頭草

味微辛性平治百病彼土無藥有病即服此豆

一名金沸草一名地蓮俗呼黃花子草生郊野立春後發苗葉多白毛如綿絮至立夏開黃花一莖直上花成簇處處山坂有之鄉人初春採其葉揉粉作餻食清香堅韌最適口此草形小布地生葉似慎火而薄摘之有白絲色青白本小如翦刀草

按綱目有鼠麴俗名毛耳朶葉有白茸又名茸母宋徽宗詩茸母初生認禁烟即此蟻食此草即醉故又名蚍蜉酒草然功用止載其能治寒熱咳嗽去肺寒升肺氣而已今別補其功用

味酸性熱多食損目　治囊風濕癢煎湯洗愈兒疳楊梅瘡下疳同甘草煎湯洗

鴉膽子

一名苦參子一名鴨膽子出閩廣藥肆中多有之形如梧子其仁多油生食令人吐作霜槌去油入藥佳

治痢　何夢瑤醫編鴉膽丸用鴉膽子去殼槌去油一錢文蛤醋炒枯礬川連炒各三分糊丸硃砂為衣或鴉膽霜黃丹各一錢加木香二分亦可烏梅肉丸硃砂為衣二方俱丸菉豆大粥皮或鹽梅皮或圓眼肉或芭蕉子肉包吞十二丸立止

裏急後重　吉雲旅抄用鴉膽即苦榛子去殼留肉包龍眼肉內每歲一粒白滾水下

治痔　金御乘云閬中鴉膽子治痔如神有患者以子七粒包圓眼肉內吞下立愈

至聖丹　治冷痢久瀉百方無驗者一服即愈凡痢之初起實熱實積易知而易治惟虛人冷積致痢醫多不以為意蓋實熱之證外候有身熱煩燥唇焦口渴肚疼窘迫裏急後重舌上黃胎六脉洪數證候既急治者亦急輕則疎利之重則寒下之積去而和其陰陽無不愈者至於虛人冷積致痢外無煩熱燥擾內無肚腹急痛有赤白相兼無裏急後重大便流痢小便清長此由陰性遲緩所以外證不急遇此不可姑息但以集成三仙丹下之以去其積

倘不急下必致養虎貽患其積日久漸次下墜竟至大腸下口直腸上口交界之處有小曲摺隱匿于此為腸襀最深之處藥所不到之地證則乍輕乍重或愈或發便則乍紅乍白或硬或溏總無一定任是神丹分毫無濟蓋積不在腹內而在大腸之下諸藥至此性力已過盡成粃糠安能去此沈匿之積所以冷痢至有三五年十數年不愈者由此故也古方用巴豆為丸下之者第恐久病人虛未敢輕用今以至捷至穩鴉膽子一味治之此物出閩省雲貴雖諸家本草未收而藥肆皆有其形似益智子而小外殼蒼褐色內肉白有油其味至苦用小鐵錘輕敲其殼殼破肉出其大如

米敲碎者不用專取全仁用之三五歲兒二十餘粒十餘歲者三十多粒大人則四十九粒取天圓肉包之小兒一包三粒大人一包七粒緊包空腹吞下以飯食壓之使其下行更藉此天圓包裹可以直至大腸之下也此藥並不峻厲復不肚痛俟大便行時有白凍如魚腦者即冷積也如白凍未見過一二日再追一服或微加數粒此後不須再服服時忌葷酒三日戒鴨肉一月從此除根永不再發矣倘次日腹中虛痛用白芍一枝甘草一枝各重三錢紙包水濕火內煨熱取起搥爛煎湯服之立止此方不忍隱秘筆之于書以公世用

痢疾神方　醫宗彙編用白石榴燒灰一錢真鴉片切片二錢鴉膽子去殼紙包壓去油三兩人參三分枯礬二分海南沈香三分共為細末稠粥為丸重五六釐曬乾磁瓶收貯紅痢用蜜二匙滾水調下紅白相兼陰陽水送下肚脹滾湯下水瀉米湯開水送下忌油膩腥酸一月

元寶草

生江浙田塍間一莖直上葉對節生如元寶向上或三四層或五六層此草有兩種一種兩葉包莖亦對節生一種獨葉莖穿葉心入藥以獨葉者為勝　百草鏡元寶草生陰土近水處多有之𣪊

雨後生苗其葉中濶兩頭尖如梭子形穿莖直上或五六層或六七層小滿後開花黃色

味辛性寒百草鏡性涼補陰治吐血衄血跌撲閃腰挫疼癰毒

雀梅葉治黃疸神效

雀梅

一名爵梅葉如墻薇結實如梅而小　百草鏡云有一種山雀梅枝不蔓曲是樹不實亦有高大者按爵梅綱目主治蝕惡瘡外皆不載今復補其功用　綱目郁李下引詩疏云一名雀梅與此名同物異亦不言治癰毒

葉酸寒治乳癰便毒有奇效瀉熱解毒

鐵馬鈴

采藥書又名鐵鈴草其本色黑葉梗根堅實如鐵其汁黑可烏鬚治楊梅惡瘡風氣癱瘓損折筋骨俱煎酒服汪連仕方

嬭酣草

俗名奶孩兒葉尖大如指甲有枝梗夏月開細葉花成簇結子亦細令人種于盆内婦人暑月採之插髮可辟膩䐈芳香辟惡去臭氣辛溫和中止霍亂吐瀉行氣活血發瘧者塞鼻能令寒熱漸輕

土當歸

荷包牡丹之根令人呼活血草卽土當歸也汪連仕云用其根搗汁酒沖服之令人沈醉金瘡之聖藥也

開金鎖

從新云産江浙葉如萆薢高三四尺根如首烏而無稜肉白色而無紋略似菝葜而無刺

苦平去風濕同蒼术當歸治手足不遂筋骨疼痛

鐵指甲

李氏草秘其草葉似指甲生墻脚堦岸石砌間王安采藥方此草沿松樹上一名佛指甲一名寄生治諸癧毒火丹頭面腫脹將危

者少入皮硝搗罨之立愈李氏草秘牙疼煅末擦之立效王安采藥方

落得打

一名土木香山雄黃五香草從新云近處有之苗高尺許葉如薄荷根如玉竹而無節搗爛則黏

按從新所說似今人所名為紫接骨者落得打予養素園中曾種之苗長二三尺葉細碎如蒿艾秋開小白花結子白色成穗纍纍如水紅花但白色耳故又名珍珠倒捲簾治跌打損傷神效曾記辛巳年小婢失足從樓梯墜下瘀血積滯因採此擣汁沖酒服以渣罨傷處一飯頃疼塊即散內瘀亦瀉出此藥以家種隔二三年

葉有清香者入藥良野產者有草氣胃弱者服之多吐　百草鏡云此草立春後始發苗十月枯八月開花苗葉如菊艾有歧尖而薄五月採嫩枝入藥　敏按李氏草秘七葉草一名落得打一名活血丹雖名草實樹其樹高一二尺不等搗汁和酒服治打傷撲損疔瘡腫毒煎洗痰核瘰癧久久自消此言木本當又是一種

甘平治跌打損傷及金瘡出血並用根煎服或搗敷之不作膿

葛祖方治跌打損傷無名腫毒金瘡瘀血死肉不痛　百草鏡云味甘性溫香入脾經祛風調氣活血

花擦牙疼治頭風及風氣

苦花子
一名毛連子又名小葉金雞舌又名苦花椒入藥根葉並用
治疔瘡瘴毒蛇傷熱腹痛熱喉風並效搗汁擂水夏冷服冬溫服

佛手草
朱烺齋任城日鈔杭州秦亭山聖帝殿廚房後石臺基上有草狀
如百合名合草一名佛手草寺僧藉以貨售香客入藥
治瘡不論何種惡瘡以此草煎湯洗之即愈
敏按王安采藥方射干一名佛手草不治瘡與此別

草石蠶

餘杭山中多有之葉似大葉金星根黑色如蠶

按甘露子亦名草石蠶與此別、前溪逸志銅官山生石蠶藤也以石為土形則蠶也採食之可已風痺　本草石蠶乃石似蠶者非眞蠶也藤之蠶根于石石之蠶伏于土非格物君子烏能辨其名號識其性情哉

治虎傷收口用之虎咬成瘡口不斂者為末摻上即痂　風痺羊毛痧

敏按王安采藥方金星鳳尾即寶劔草其根名石蠶能解硫黃毒治發背癰疽結核等證竹木魚刺黃疸熱淋洗眼疾陰濕瘡似此

則非藤蠶甘露子明矣

毛葉仙橋 猫舌仙橋附

一名翠梅草百草鏡云春月發苗葉狹尖糙澁微有毛三月開花碧色至五月間其莖蔓延黏土生根兩頭似橋故名三月採去根

性寒 葛祖方治失力黄能退諸瘡熱血風火氣毒 百草鏡云散風火利濕熱治白火丹疥瘡澁精如神 白濁用毛葉仙橋三錢酒煎服

李氏草秘仙橋草形如橋倒地生根葉如柳厚背紫色者多秋開紫花一條治疔瘡諸毒癰腫用此草搗汁加酒服雖發狂垂死入

口卽生　汪連仕云細葉者紫背仙橋背必須紫色延蔓倒地如
橋土人名為疔瘡草能消疔腫拔根合蒼耳草酒煎服
猫舌仙橋　汪氏草藥方猫舌仙橋葉面生刺草本塌地生花青紫
多產水澤旁
治疔瘡理黃疸一切濕火

荷包草
一名肉餛飩草一名金鎖匙生古寺園砌石間似地連錢而葉有
縐文形如腰包青翠可愛　百草鏡云二月十月發苗生亂石縫
中莖細葉如芡實大中缺形如挂包餛飩故名蔓延貼地逐節生

根極易繁衍山家階砌亂石間多有之四月十月採過時無
性微寒治黃白火丹去濕火兼神仙對坐草用清五臟點熱眼止
吐血洗痔瘡調婦人經忌鹽
水腫初起　百草鏡活鯽魚大者一尾用磁片割開去鱗及腸血
以帋拭淨勿見水以荷包草填腹令滿甜白酒蒸熟去草食魚
利濕熱治黃疸臌脹白濁經閉搗汁點熱眼煎湯洗痔瘡腫痛百草
鏡
疝氣　周氏家寶方用荷包草爛汁酒送服下此草形如荷包上
面有二子初生時有葉無子須至六七月方生

黄疸　家寶方荷包草螺螄三合同搗汁澄清煨熱服

眼中生疔　眼科要覽用肉餛飩草連根葉和酒漿板搗汁飲二三次即愈酒漿板即酒釀糟也

蛇咬　家寶方鶴頂紅即灰雚肉餛飩野甜菜三味共搗敷之

鼠牙半支

生高山石壁上立夏後發苗葉細如米粒蔓延絡石其根嵌石罅內白如鼠牙百草鏡載各種半支有七十二此為第一　百草鏡鼠牙半支二月發苗莖白其葉三瓣一聚層積蔓生花後即枯四月開花黄色如瓦松

性寒消癰腫治濕鬱水腫

治諸毒及湯烙傷疔癰等證蟲蛇螫咬　蔣儀藥鏡拾遺賦半枝蓮解蛇傷之仙草

半枝蓮飲　百草鏡云治一切火毒如發背對口冬瓜騎馬等癰初起者消已成者潰出膿亦少鼠牙半支一兩擣汁陳酒和服渣敷留頭取汗而愈章闇南試效

狗牙半支　虎牙半支附

生陰濕地立夏前發苗葉尖細作品字式層覆而生夏至時開花黃色類瓦松花後即死其年雨水多此草必茂葉大者曰虎牙

治疔癰便毒黃疸

喉癬救生苦海用狗牙半支擣汁加陳京墨磨汁和勻漱喉日咽四五次甚者半月愈

天蛇頭痛不可忍　醫宗彙編用半支蓮同香糟搗爛少加食鹽包住患處疼即止

虎牙半支　功同

汪連仕採藥書虎牙半支性寒涼無毒葉片大者羊角半支葉扁大者馬牙半支俱生陰山谷中

治疔腫火毒痔漏神效

馬牙半支

一名醬瓣半支鐵梗半支又名山半支葉大叢生圓如醬中豆瓣故名百草鏡云醬瓣半支又名旱半支葉如醬中豆瓣生石上或燥土平隰亦皆有之蔓生二月發苗莖微方作水紅色有細紅點子經霜不凋四月開花黃色如瓦松山左人以為菜茹江獻祥云此有二種有紅梗白梗之別治婦人赤白帶第一妙藥赤帶用赤梗白帶用白梗搗爛取汁約半酒盃酸迷迷草亦有赤白兩種赤帶用赤者白帶用白者搗汁半酒盞和勻加紹酒半盃煑熟一服即止永不再發

性寒消癰腫治濕熱利水和血腸癰痔漏

又治蛇咬疔疽便毒風痺跌撲黄疸擦汗斑尤妙 百草鏡跌撲

用醬瓣半支一握擣汁陳酒和服

絶瘧 家寶方醬板豆草六月六日雞鳴時采畧洗蒸熟一日曬乾不乾焙之每一斤配老薑一斤磨細收貯一日者一錢二日者二錢三日者三錢酒調服服後飲酒至醉為妙合時忌雞犬婦人見之神效

狗咬 以酒洗淨瘡口血擣醬板半支罨上一二日即痂而愈 王小靜試驗

瘰癧　金養淳云馬牙半支作菜常服多年瘰癧皆消屢試屢驗

治急痧　用醬瓣草陰乾每服三錢水煎服

治淋疾　奇藥類編用芝蔴一把核桃一個石上馬牙半支共搗滚生酒沖服

治水臌　汪連仕云取醬板草搗合麝香貼臍眼如人行五里其水即下

狗尾半支

百草鏡云生頹垣墻側人家荒圃中尤多俗呼狗尾草葉如茅六月開花形如狗尾採取花莖下截陰乾用綱目狗尾草下止載穿

疣月去赤眼惡血而不言別功用故為補之

治疔癰癬瘡

面上生癬　取此草數莖揉軟不時搓之即愈

風粟癮疹　用狗尾草莖刮出瘀血避風數次自效　見杭集三方

羊毛瘋　家寶方一名羊毛痧以狗尾草煎湯內服外用銀針挑破紅瘰用麻線擠出瘰中白絲如羊毛狀者即愈否則脹死

金雞獨立草

散喉風　採藥志云散喉癰之聖藥

敏按此即翠羽草宜併一名翠雲草

紫羅襴

白花者良，產溪澗者尤佳。其根入藥，不可多服，令人吐瀉，傷胃氣。治臌脹腫滿，清利水道。土產者治跌打損傷，取根搗酒服少許。汪連仕採藥書

神仙對坐草

一名蜈蚣草，山中道旁皆有之。蔓生，兩葉相對，青圓如佛耳草。夏開小黃花，每節間有二朶，故名。按外科全生云：此草梗葉長青，經冬不衰。殊不知春生秋死，不衰之說謬矣。百草鏡云：此草清明時發苗，高尺許，生山隰陰處，葉如鵞腸草，對節生，立夏時開小花

三月採過時無

王安採藥方又名地蜈蚣治翻胃噎隔水腫臌脹黃白火丹痧氣陰證傷寒

黃疸初起又治脫力虛黃　百草鏡用神仙對坐草三葉白荷包草平地木茵陳各三錢水煎分三服早中晚下一服全愈脫力虛黃五劑

祝氏效方洞天仙草膏用之又毒蛇咬搗汁飲之以渣罨傷口立愈

一切痧氣　劉羽儀經驗方仙人對坐草青木香二味搗汁沖酒服之立效

龍鬚草 野蓆草 烏龍鬚

一名叉雞草、綠袍草、鐵線草、鐵線筒、人字草，似扁蓄而小，細圓，與綱目石龍芻別。百草鏡云：生山澤，穀雨後發苗，與野蓆草相類，但蓆草之葉直上，此草橫生布地，小滿時抽莖開花，青細。

治口咽諸毒火證、牙痛。

汪連仕云：甌人以此織蓆，有石龍芻、草龍芻之名，後訛芻為鬚。土產者即叉雞草，又名鹿跑草，治一切瘡疥。

野蓆草　生山澤水旁，較蓆草稍短細，亦名龍鬚草。清明後生苗，小滿時開花細小，根類竹根，黑色，入藥取根用。

止血崩風氣疼痛鶴膝風夢遺酒煎服湯煎洗出汗草藥鑑利濕熱治癃淋精濁崩中濕痺鼻衂痄腮明目疣痛口咽諸毒火證鶴膝風百草鏡瘰癧疾核王用予鼻中不時出血野薺草根煎服一盤珠牙齒疼痛動搖欲落者仁惠方用野薺草根煎湯代茶服一二日牙疼自止永不再發齒牙動搖者亦堅固如石

烏龍鬚 徐一士云有鄉人行野田中見老烏臼樹上挂生細長草一叢如燈心狀下垂一道士指謂曰此名烏龍鬚乃五福星所照在樹而生此取曬藏之可治痼疾一切血證鄉人如其教後用頗驗治癰腫一切血證勞瘵

眞珠草

臨證指南云珍珠草一名陰陽草假油柑此草葉背有小珠晝開夜閉高三四寸生人家墻脚下處處有之癸亥予寓西溪看地見山野間道旁有小草葉如槐而狹小葉背生小珠如鳳仙子大疊疊直綴經霜輒紅詢土人皆不識偶歸閱指南始悟此即眞珠草也薄暮取視其葉果閉則知前誤以六安之眞珠菜為此草因急改正而附識于此

治小兒百病及諸疳瘦弱眼欲盲皆效為末白湯下或蒸煮魚肉食 指南

九龍草

百草鏡云生石上蔓延丈餘節處生根苗頭極多葉絨細青色又名九頭獅子草又名金釵草按綱目九龍草僅于雜草内附見而所引楊清叟外科方一條述其苗葉尚是此草至云生紅子如楊梅則誤矣

性溫行血脉治風痺跌撲損傷雙單蛾痛風

奶癰　家寶方九龍草搗同醬板罨

蛇咬　家寶方用九龍草搗汁半碗雄黃末二錢酒沖服痛止

此草生紅子如楊梅樣搗汁亦可治喉痛　按此則與楊清叟外

科所載形狀同或名同物異與獅子草迥殊並存以俟考

除臭蟲經驗廣集取九頭獅子草放牀四角每角用二三顆置草薦下任其自乾去臭蟲神妙

紅白蛇纏 王氏秘方九龍草焙存性麻油調塗

石打穿 鐵筅帚附

王安采藥方龍芽草一名三木綿治久瘧不愈痰火咳嗽哮喘崩淋無名腫毒便毒瘰癧螻蟻窠跌打損傷 李氏草秘名石見穿生竹林等處葉小如艾而花高尺許治打傷撲損隔氣則石見穿之葉如艾又與石打穿深紋鋸齒之葉不侔矣

葛祖方一名龍芽草石見穿地洞蜂地蜈蚣　百草鏡地蜈蚣與神仙對坐相似惟葉上有紫斑為別且神仙對坐草之花每節兩朶此則攢聚莖端或三四或五六相聚為別疑即石見穿　龍芽草生山土立夏時發苗布地葉有微毛起莖高一二尺寒露時開花成穗色黄而細小根有白芽尖圓似龍芽頂開黄花故名金頂龍芽一名鐵胡蜂以其老根黑色形似之又一種紫頂龍芽莖有白毛葉有微毛寒露時抽莖開紫花成穗俱二月發苗葉對生貼地九月枯七月採　癸丑予親值此草于家園見其小暑後抽苗大暑即著花吐蕊抽條成穗儼如馬鞭草之穗其花黄而小攢簇

條上始悟馬鞭草花紫故有紫頂龍芽之名此則花黃名金頂龍芽與地蜈蚣絕不相類因此草亦有地蜈蚣之名故百草鏡疑為石見穿也　按石打穿綱目於有名未用下列之只言止骨痛大風癱腫不言他用而葛祖遺方載其功用甚廣並有諸名考之百草鏡龍芽二種與地蜈蚣俱非一物論其功用石打穿治黃疸地蜈蚣治跌撲黃疸故百草鏡因其用相同于地蜈蚣下註疑即石打穿于龍芽草下註亦名石見穿治下氣活血理百病散痞滿跌撲吐血崩痢腸風下血明明二種功用各異不知葛祖方何以混而為一此書傳自明末或有舛訛或有的識未敢妄議附識于此

以俟再考

敏按蔣儀藥鏡拾遺賦云滾咽隔之痰平翻嚥之胃石打穿識得者誰註噎膈翻胃從來醫者病者羣相畏懼以為不治之證余得此劑十投九效不啻如饑荒之粟隆冬之裘也乃作歌以誌之歌曰誰人識得石打穿綠葉深紋鋸齒邊濶不盈寸長更倍圓莖枝抱起相連秋發黃花細瓣五結實匾小針刺攢宿根生本三尺許子發春苗隨弟肩犬葉中間夾小葉層層對比相新鮮味苦辛平入肺臟穿腸穿胃能攻堅採掇莖葉擣汁用蔗漿白酒佐使全噎隔飲之痰立化津嚥平復功最先世眼愚蒙知者少岐黃不識名

浪傳丹砂句漏葛仙事余愛養生著數言據歌中所言形狀則又似鐵筅帚故並存其說而附錄之

葛祖方消宿食散中滿下氣療吐血各病翻胃噎隔瘧疾喉痺閃挫腸風下血崩痢食積黄白疸疔腫癰疽肺癰乳癰痔腫

乳癰初起 百草鏡龍芽草一兩白酒半壺煎至半碗飽後服初起者消成膿者潰且膿出不多

鐵筅帚 山間多有之綠莖而方上有紫線紋葉似紫頂龍芽微有白毛七月開小黄花結實如筅帚形能刺人手故又名千條針百草鏡云芒種時開花成簇 種福堂方鐵筅帚即石見穿綱目

馬蘭子亦名鐵筅帚其葉似薤根如刷帚與此全別　草寶云鐵筅帚葉似紫頂龍芽而無毛為別七月開小黄花結實類筅帚能刺人手故名黄疸用此草乾者一兩白酒煎服四五劑即愈

治風痺血崩黄疸吐血跌撲鬼箭風如神擣敷肩癰鶴膝風鮮者連根葉如秋冬根老取葉汁加飛麪調勻包紮煎湯浴瘡疥立愈

治風痺鶴膝等風　茅昆來效方鐵筅帚三兩龍眼肉半斤酒煑飲　又方鐵筅帚白毛藤地蘇木龍芽草蒼耳草各一兩酒煎服五劑

風痺藥酒　救生苦海云并治跌打瘋腫鐵筅帚八角金盤根白

毛藤蘇木絡石藤各一兩酒浸十日用

跌打傷　金居士選要方用鐵筅帚三兩酒煎服

隔證　蔣雲山傳方石打穿草按月取草頭一個如三月三個四月四個以月分為多寡之數搗汁同人乳羊乳汁攪勻服立效

面上斑黶　朱子和方取鐵筅帚地上自落下葉并子煎湯澄清洗面三四次其斑自消

鶴膝風　種福堂方石見穿草用根梗俱紅色者佳連枝俱用如秋冬根梗俱老止用葉半分俱要當日取新鮮者隔宿勿用同鐵筅帚草一分加飛麪少許同打紫藤眼内

狗卵草

一名雙珠草生頹垣石砌間葉類小將軍草而小穀雨後開細碎花椏間結細子似腎又類椒形青色微毛立夏時採　百草鏡云蔓延而生喜生土墻頭上三四月採五月無二月發苗乃小草也三四月間節椏中結子形如外腎內有兩細核

性溫治疝氣行下部發大汗為妙治腰疼　王安采藥方一名如意草治痞氣吐血勞瘵疔瘡

疝氣澹寮方　用狗卵子草鮮者二兩搗汁白酒和服飢時服藥盡醉蒙被煖睡待發大汗自愈此草性溫能達下部如無鮮者須

三四月預採曬乾存貯儻用乾者止宜一兩煎白酒加紫背天葵五錢同煎更妙　庚戌予館臨安署後荒圃多生此草驚蟄後發苗似小將軍而葉狹小色亦淡綠春分後即開花細碎藕合色節椏間輒有花結子如狗卵頗壯滿可觀其草蔓地千百穗併一根立夏後多槁予同舍許氏子髫年患疝發輒作厥以此草煎酒服後永不再發

兎耳一枝箭　獨葉一枝鎗　金邊兎耳

兎兒酸　汪連仕草藥方即穿地鈴治跌打損傷　生陰山脚下立夏時發苗葉布地上類兎耳形葉厚邊有黄毛軟刺葉背俱有黄

毛寒露時抽心高五寸許上有倒刺而軟即花也每枝只一花故名一枝箭入藥用綿裹煎恐有毛戟射肺令人咳嗽　百草鏡兎耳一枝箭葉如橄欖形邊有針刺只七八葉貼地生八月抽莖高近尺許花如稻穗而有芒刺莖葉有毛七月採有小鹿銜銀茶匙忍冬草月下紅等名　汪連仕云兎兒箭初生苗名金茶匙入血分止吐血治肺癰　王安採藥方葉底者名金茶匙

性寒味苦行血涼血入肺經清肺火治吐血勞傷調血最效為怯弱要藥肺癰肺痿黃疸心疼跌打風氣傷力咳嗽咯血腫毒腸癰肺癰縮脚癰　慈航活人書用白石楠葉嫩腦十二個兎耳

草二兩好酒煎服肺癰二服腸癰縮脚癰一服即愈

骨蒸勞怯　吳普仁方用兔耳一枝箭蒸雞服

獨葉一枝鎗　生深山四五月間土人採得入市貨之長二三寸一莖二梗一梗有葉如兔耳又似箭頭一梗細尖如新抽竹萌故名

百草鏡獨葉一枝鎗生山原清明時發苗穀雨後死長二三寸一葉一花葉如橄欖花似鑽錐

味甘淡功用與一枝箭同　朱烺齋任城日記諸毒蟲咬以獨葉一枝鎗草生擦之即愈

金邊兔耳形如兔耳草貼地生葉上面淡綠下白微白有筋脉緣

邊黄毛茸茸作金色初生時葉稍捲如兔耳形沙土山上最多

味甘淡治虚勞吐血

一粒金丹

一名洞裏神仙又名野延胡江南人呼飛来牡丹處處有之葉似牡丹而小根長二三寸春開小紫花成穗似柳穿魚結子在枝節間生青老黄落地復生小枝子如豆大其根下有結粒年深者大如指小者如豆一種黄花者乃蒿屬根上亦無子採取宜慎不可誤用

治跌打損傷風氣消癰腫便毒瘰癧天蛇毒鵝翅毒擣敷火丹痔

腫風痺悶肭腰痛

腫毒初起　百草鏡取一粒金丹根上子一兩擣汁陳酒和服并治瘰癧初起

金線釣蝦蟇

蔓生田野山石間葉似三角風光潤帶青黃色根名金線釣蝦蟇又名獨腳蟾蜍亦名金線重樓準繩瘡毒方中用之非綱目草河車及蚤休也　丹房本草金鈴草一名挂金藤亦曰金線釣蝦蟆其子狀如鈴折斷莖液如乳汁取自然汁伏雄制硫其霜可煉雌黃汞　百草鏡金線釣蛤螞生山土莖蔓紅細根大葉類金鎖匙

芒種時開花如穀精花採根入藥按防己亦與此相似但根形不似蛤螞莖不甚紫葉不甚圓有尖歧葉中蛛網紋不明不多為別草寶云金線重樓生陰山腳下根有疙瘩形類蟾蜍入土不深刨土易取其性涼乃吐藥也小滿時發苗蔓延紫色葉不相對類黃龍藤而柔軟葉上有蛛網紋甚明若葉不圓而微尖紋不明莖不甚紫形不類蟾蜍者乃防己非重樓也　王聖俞云重樓根儼如三足蟾其根蒭又生根結蟾蜍形年久者掘得一本之下根有數十蟾蜍纍纍横掛其力最大　趙貢裁云金線釣蝦蟇生者力大乾者稍次凡大毒服之必吐人多畏懼勿用然吐後其病如失毒

即內消凡發背毒氣攻心非此不治若小毒斷不可用因藥力性大病不能相當也不能相當則有偏勝之害
性平味苦消癰祛風敗毒　百草鏡根性涼托癰疽追散腫毒治瘰癧為外科聖藥　採藥志治腸癰追風敗毒　葛祖方吐痰涎可代瓜蒂　扁鵲心書金線重樓俗名金線釣蝦蟇采得去外黑皮用石搥打碎勿犯鐵器曬乾為末小磁瓶收貯凡遇一切要吐痰涎之證用代瓜蒂最妙風痰結胸用一錢陰陽水和服傷寒成瘧用一錢臨發空心水和服噤口痢用一錢涼水服忌鐵器
跌撲傷　張氏傳方取根擣汁酒和服渣敷

葉　名天膏藥貼腫毒破爛能拔毒收口拍熱貼毒能拔毒水外出酒煎服治心疼磨水搽痔煎膏貼百病　汪連仕草藥方天膏藥主治疔瘡毒流注癧毒鼠瘻合生酒服敗毒功多食之令人吐瀉

雞蝨草

此草深秋有開紫花子如椒核原隰處皆有之葉如苧蔴葉而氣臭故名雞蝨　必效方云海寧沈青芝患風毒穿流五六處疼痛異常覓此草服之一劑即愈

治風毒流火取一握煎酒吃或入酒煑一炷香去渣服俱效

老君鬚

百草鏡云此草立夏後發苗葉似何首烏微狹對生莖與葉俱微有白毛不似首烏莖葉之光澤根類白微色白極多故名入藥用根　王安採藥錄老君鬚生溪澗邊起藤二三尺根青鬚白黃色極多有數十條能消痞　按王三才醫便云老軍需春夏秋冬常有青出衆草為尊藤青葉如櫝葉而尖小根如鬚白似芋頭根牽藤而去俗名社公口鬚亦治腫毒採根擂生酒服渣敷患處味辛性熱破痃毛氏癧痺方用之治瘰癧

治痞結　醫便痞結年久成龜鼈者累用極效用老軍需一味春

夏用莖葉秋冬用根不拘多少用好生酒一礶外用鯽魚一雙和藥同入礶内日落時煑以魚熟為度令患人先食魚次飲酒再以藥渣撲痞結所在次早去之大小便見物下即效如不應連服三五次追其物無跡神效難言

余曉園云治風痺消血瘕面黄痞塊

汪連仕云老君鬚其根細如白微理氣消腫通利關格敗毒消癰俱煎酒服

王安采藥方金釵草根名老君鬚合龍虎丹治三十六種風症癱瘓鶴膝等風跌打損傷牙疼黄疸

葛公草

傳信方云葉似蛇卵草又似吉慶子面青有蒙背白色三葉分枝梗似薔薇有刺四月間結子取根用子亦可入藥

治血證　傳信方云將葛公根一兩忌鐵器用木擊碎以水二大碗煎作一碗加好酒一碗再煎至茶杯八分卧時服服後蓋煖周身以手摩胸膈臍腹數遍明晚如前再服一兩後日亦如前服一兩連服三日愈

葛祖方葛公草一名家母藤治脚氣腫疼杉木腿搗汁熬膏鵝翎掃患處乾卽潤之

芸香草

職方考出雲南府能治毒瘡入夷方者攜以自隨如嚼此草無味即知中蠱急服其汁吐之可解

按雲南志出昆明有二種五葉者名五葉芸香韭葉者名韭葉芸香治瘴瘧　藥性考云生成五葉產昆明治瘡毒等疾專能解毒擣汁服之韭葉芸香能截瘴瘧夷人多邪蠱攜此草嚼之無味即知中毒

雲南志解蠱治毒瘡一切瘡毒瘴瘧並搗汁服

藥性考味辛治證同

鏡面草

滇南志出滇中能通血脈　按此草今處處有之多生階砌石畔葉如指面大而圓其邊微作碎齒葉面光如鏡深綠色土人呼為蟢兒草又名地連錢不見開花止見葉而已亦呼鏡面草不知滇中所產即此類否

性涼治肺火結成膿血癰疽採藥志　月閉和敝蓑煎酒服滇南志

石將軍

一名紫羅毬秋時開花有紫色圓暈生高山石壁立夏時生苗葉類龍芽草畧小對節高不過尺根本勁細似六月雪　謝雲溪云

西湖鳳凰山有之生石岸旁者入藥地土上生者太肥治證不能即驗葉如椐木對生方梗紫色高尺餘開細花成毬能活血疎風消瘀散腫

味淡性平治一切跌打損傷血瘀不散搗汁服之或以酒水同煎如風寒閉塞或癰疽初起服之俱效

五葉草

此即燒人場上草也程雲來即得方名五葉草亦不載形狀能移痘後眼翳用此草搗如豆大一小餅如左眼有翳貼右眼角肉上其翳即移至右眼再用此餅貼右眼角肉上其翳移至鼻梁

内即去此餅翳膜便除

蛇草

諸羅志形似波稜開小白花　按綱目有蛇眼草生古井及年深陰濕地形似淡竹葉葉背有紅圈如蛇眼狀擣敷治蛇傷未知即一物否附以俟考

治蛇傷連根搗罨傷口仍煎泡酒服立愈

汪連仕採藥書蛇眼草産鄉間蘆叢水澤旁甚多治一切蛇傷疔痔俗呼蛇口半支蓮又名落得咬

千年健

朱排山柑園小識千年健出交趾近產于廣西諸郡形如藤長數尺氣極香烈可入藥酒治風氣痛老人最宜食此藥忌萊菔壯筋骨浸酒同鑽地風虎骨牛膝甘枸杞二蠶沙萆薢作理風用止胃痛酒磨服

蜈蚣萍

生溪澗田港止水中若流水則不生形如筢箕中一莖兩旁細葉攢對似蜈蚣狀故名葉頗糙澁不似浮萍之光澤綱目水藻集解下有馬藻葉亦對生形亦微似而實非一物蓋馬藻可食此則不可食故主治亦別也俗呼筢箕萍　羣芳譜麻藻萍之異種長可指許葉相對聯綴不似萍之點點清輕也按麻藻即今蜈蚣萍

治蝨同壽錄蜈蚣萍曬乾燒烟熏之則一切跳蚤壁蝨皆除

老鸛草

龍柏藥性補遺出山東

味苦微辛去風疎經絡血健筋骨通脈絡損傷痺證麻木皮風浸酒常飲大有效或加桂枝當歸紅花芍藥等味入藥用莖嘴

鬼香油

汪連仕云鬼香油細葉者名天香油連根葉搗汁其味如香油故名李氏草秘鬼香油葉如香薷治諸瘋毒冬瓜癰附骨疽

冬瓜癰附骨疽用此草加甘草一錢醬板藍花搗罨有效　一人

大腿腫痛二三月有膿不得出垂危罨上卽破膿出頻換而愈搗汁調敷藥尤妙

潤肌膚滋顏色敗瘡毒止蛇咬蜂螫截毛傷取葉擦之汪連仕草藥方

肥兒草

產廣西平樂縣

治小兒一切疾及痧脹需為要藥

王乂草

李氏草秘此草對葉圓梗生近田水溝中

治打傷跌腫損折搗汁服之罨諸腫毒

汪連仕採藥書草裏金釵開黄花細莖獨苗直上如醒頭草治金瘡活血白濁遺精如開白花者草裏銀釵名玉义草治婦女白帶白淫合生白酒煎服

石蛤蚆

百草鏡生山土根皮色紅入藥用根　周維新云石蛤蚆乃映山紅之根花鏡云山躑躅俗名映山紅類杜鵑花而稍大單瓣色淡若生滿山頭其年必豐稔有紅紫二色紅者取汁可染物煎洗梅瘡能消風塊

風氣痛　祝穆堂效方地蜈蚣草石蛤蚆草各等分紹酒煎服

腸癰　景岳新書腸癰生于小肚角微腫而小腹隱痛不止者是若毒氣不散漸大內攻而潰則成大患急宜以此藥治之先用紅藤一兩許以好酒二碗午前一服醉臥之午後服紫花地丁一兩許亦如前煎服服後痛必漸止為效然後再服末藥除根　末藥方用當歸五錢蟬退殭蠶各二錢天龍大黃各一錢石蛤蚆五錢老蜘蛛二個新瓦上以酒盃蓋住外用火煅乾存性同諸藥為末空心用酒調服一錢許日逐漸服自消經驗廣集石蛤蚆用葉

禿瘡　不藥良方云即肥瘡日久延蔓成片髮焦脫落又名癩頭瘡先以艾葉鴿糞煎湯洗淨瘡痂再用豬肉湯洗之隨用躑躅油

以躑躅花根四兩搗爛用菜油一碗煎枯去渣加黄蠟少許布濾候冷以青布蘸搽日三次氈帽戴之勿令見風散毒能令痒止髮生久搽自效

李氏草秘石蛤蚆苗長二三尺莖方葉似竹葉根形如蛤蚆治疔瘡諸毒以酒磨服少許入口垂死可生有此則不愁疔瘡之患諸腫毒醋磨敷之

敏按汪連仕方映山紅根名翻山虎土人呼摟山虎治癧痺能拔根醫風合巴山虎蒸酒服名二虎丹核其功用雖不甚懸殊而究其形狀的非一種當以李氏草秘所載為是

香蕉

皇華紀聞粤地濕熱人多染麻瘋所居室人不敢處必種香蕉木本結實者於院中一二年後其毒盡入樹中乃敢居　兩廣雜志蕉種甚多子皆甘美以香牙蕉為第一名龍奶奶者乳也言若龍之乳不可多得然食之寒氣沁心頗有邪甜之目其葉有硃砂斑點植必以木夾之否則結實時風必吹折故又名折腰娘凡蕉葉必三三開則三落落不至地但懸挂莖間乾之可以作書花出于心每一心輒抽一莖作花聞雷而坼坼者如倒垂菡萏層層作卷瓣瓣中無蕊悉是瓣漸大則花出瓣中每一花開必三四月乃闔

一花闔成十餘子十花闔成百餘子小大各為房隨花而長長至五六寸許先後相次兩兩相抱其子不俱生花不俱落終年花實相代謝雖歷歲寒不凋子經三四月始熟粤人嬰兒乳少輒熟蕉子飼之又以浸酒味甚美其蕉心嫩白可為葅綱目芭蕉條下所載各類于香蕉獨未明晰今依粤志補之

收麻風毒

鐵樹葉

出東洋舶上帶來葉如篦箕生兩旁作細尖瓣嗅之有清氣似梅花香　按羣芳譜鐵樹出海南閩廣多有之其花狀如鐵絲燈籠

廣張千辦辦各一花程扶搖花鏡鐵樹葉類石楠質理細厚幹葉
皆紫黑色花紫白如瑞香四辦較少團一開累月不凋嗅之乃有
草氣海南人言此樹黎州極多有一二尺長者葉密而花紅樹儼
類鐵其枝椏穿結甚有畫意入盆玩最佳但人罕見故稱奇耳橫
州馴象衛殷指揮貫家有鐵樹每遇丁卯年開花而出五臺山者
定以六月十九日開花楊萬里詩註鐵樹葉似翦而紫幹似蜜節
菖蒲似此諸說同一鐵樹而開花與枝葉又不同如此今洋中帶
來及世俗所用入藥之鐵樹葉形如邊箕據云其樹須壅以鐵屑
乃盛則番蕉葉也以其食鐵故亦名鐵樹其性亦平肝取其相制

為用亦頗驗謝肇淛五雜俎鳳尾蕉其本粗巨葉長四五尺密比如魚刺然高者亦丈餘又有番蕉似鳳尾而小相傳從琉球來者云種之可辟火患是水精也將枯時以鐵屑糞之或以鐵釘釘其根上則復活蓋金能生水也植盆中不甚長一年終落下一葉計長不能以寸亦不甚作花予種之三十年僅見兩度花耳花亦似芭蕉而色黃不實羣芳譜鳳尾蕉一名番蕉產于鐵山如少萎以鐵燒紅穿之即活平常以鐵屑和泥壅之茂而生子分種易活江西塗州有之花鏡鳳尾蕉一名番蕉產鐵山江西福建皆有葉長二三尺每葉出細尖瓣如鳳毛之狀色深青冬亦不凋如少萎黄

以鐵燒紅釘其本上則依然生活平常不澆壅以生鐵屑和泥壅之自茂且能生子分種易活極能辟火患人多盆種庭中以為奇玩友人唐振聲在東甌見鳳尾蕉土人皆呼為鐵樹則知今人所用及洋舶帶來之葉皆番蕉葉而非真正鐵樹葉也瀕湖于隰草部祇列甘蕉蘘荷而于虎頭鳳尾等蕉概不及焉或當時未有知其性者今錄之以補其缺

干肝統治一切肝氣痛

難產　鐵樹葉三片煎水一碗服下卽下 指南

鐵樹　家寶真傳云亦名鐵連草生于鐵山銅壁之上又鐵石之

上亦生並非草本形如屏風狀如孔雀毛分張黑色細枝刀砍不斷斧之乃折

治一切心胃及氣痛煎湯服立愈

藥性考鐵樹黑色葉類石楠建丁卯年開花四瓣紫白色形如瑞香圓小不馣樹高數尺止血下痰其花人採之以治痰火

留青日札鐵樹花海南出樹高一二尺葉密而紅枝皆鐵色生于海底諺云鐵樹開花喻難得也

虎頭蕉

出福建臺灣五虎山者佳一莖獨上葉抱莖生不相對形類蕉而

小苗高五六寸秋時起莖開花如蘭色紅結實有刺類蓖麻子外面苞狀若高三四尺者名美人蕉係一類二種也今閩沙縣亦出

草寶

虎頭蕉性溫力猛有毒能治風痺凡服者不得過二錢服後須避風倘不謹慎必發風疹

治風痺性熱去風

治血淋白帶一切吐血　舟車經驗方用芭蕉一大片入鍋內炒乾存性為末黃酒調服立效此方亦治一切吐血若用美人蕉更妙

解暈草

今人呼為廣東萬年青葉如建蘭而深厚入冬不凋初茁芽背作紫色長則色青夏開紫花成穗亦如麥冬狀其子有子分苗種極易繁茂以其出自粵中故名綱目有名未用吉祥草下瀕湖所引吉祥草即此也亦呼吉祥草產婦臨蓐時以此草連盆移至產室云能解產厄及血暈此草色澤翠潤葉葉勁直如箭入產室則葉皆軟垂色亦槁瘁必經數月乃復鮮艷亦一奇也根下子入藥海寧人同姓友云此草根下子大冷子宮凡婦欲斷產取子百粒擣汁服永不再孕矣

性涼味甘理血清肺解火毒為咽喉七十二證要藥

治急驚 活人書用洋吉祥草根擣汁加冰片少許茶匙灌下三

匙立甦

薟草

宦遊筆記南人呼為薟蔴北人呼蝎子草黔境遍地有之葉類蔴多毛刺觸之螫人腫痛不可忍比其毒于蜂蠆蝎蝮墨莊漫錄川陝間有一種惡草羅生于野其枝葉拂人肌肉即成瘡疱浸淫潰爛久不能愈即薟麻也白香山詩颶風千里黑薟草四時青此草有花實雪下猶青故也入海記塞山有毒草中人肌膚毒甚蜂蠆自唐山營踰汗鐵木嶺外遍地有之俗呼蝎子草蘆高三五尺葉如麻嫩時可供馬秣經霜則辛不可觸綱目蕁麻條止載其塗蛇

毒點風疹他皆未及悉補之

浴瘋采取煑汁洗亦可肥豕

萬年青

一名千年蒀濶葉叢生每枝獨瓣無歧梗葉頗青厚夏則生蕊如玉黍狀開小花叢綴蕊上入冬則結子紅色性喜山土人家多植之浙婚禮多用之伴禮函取其四季常青有長春之義　百草鏡四月八日浴佛日杭俗人家植萬年青者多翦其葉棄擲街道云令人踏之則易長且發新葉茂密入藥採葉陰乾煎洗坐板瘡瘡極效勝于他日採者土宿本草雁來紅萬年青皆可制汞

甘苦寒治咽喉急閉擣汁入米醋少許灌之吐痰而愈藥鏡云其根熏氣入腹令人嘔吐子可催生從新乳香湯吞一粒男左女右手中帶出

藥性考味苦微甘解毒清胃降火能止吐血同紅棗子七枚劈開煎飲用嫩葉陰乾根療喉痺以養心葉短尾圓者真

白火丹　祝氏效方萬年青擣汁服

痔漏家寶方萬年青葉取汁如無汁加無根水少許同擣取汁搽

老幼脫肛慈航活人書萬年青連根煎湯洗川五棓子末敷上立收

一切跌打損傷活人書山芝蔴橡栗樹花萬年青花胎骨葳靈仙汁為丸黃豆大每服一丸陳酒下

頭風嵩崖雜記霹靂丹治頭風如神用萬年青

根削去蘸硃砂塞鼻孔內左塞右右塞左兩邊痛者齊塞神效取清水鼻涕下須一週時妙　蛇毒德勝堂傳方用萬年青磨塗渣罨皆妙　陰囊大方用萬年青根搗汁熱陳酒沖服三次即愈　痔瘡腫痛難行活人書豬腿骨去兩頭同萬年青入砂鍋內水煑一炷香乘熱熏溫洗三日每日三次永不發矣　纏喉風經驗單方用萬年青根頭切碎打爛絞汁灌下吐出痰涎即好倘口閉用牙刷挖開灌下不吐再用髮稍進喉間探之

汪連仕云萬年青俗呼冬不凋草治瘡毒收濕熱洗脚氣湯泡火傷天泡瘡白蛇纏搗汁搽

仙半夏

王安采藥方治中滿蠱脹黄疸心疼哮喘咳嗽跌打傷

李氏草秘萬年青今酒肆多種之能解眼蠱治白火丹為末酒服一二錢即愈又治噎隔

仙半夏 各種半夏麯附

近日諸醫皆用之藥肆亦多製備相傳製法係仙人所傳故名仙半夏能化痰如神若不信將半夏七八粒研入痰碗内即化為清水其法用大半夏一斤石灰一斤滾水七八碗入盆内攪涼澄清去渣將半夏入盆内手攪之日曬夜露七日足撈出控乾用井花水洗淨三四次泡三日每日換水三次撈起控乾用白礬八兩皮

硝一斤滚水七八碗將礬硝共入盆內攪涼溫將半夏入內浸七日日曬夜露取出清水洗數次泡三日每日換水三次取出控乾入後藥甘草南薄荷各四兩丁香五錢白豆蔻三錢沈香一錢枳實木香川芎肉桂各三錢陳皮枳殼五味子青皮砂仁各五錢右共十四味切片滚水十五碗涼溫將半夏同藥入盆內泡二七日足日曬夜露攪之將藥取出與半夏同白布包注放在熱坑用器皿扣住三炷香時藥與半夏分胎半夏乾收用有痰火者服之一日大便出似魚膠一宿盡除痰根永不生也綱目半夏條附方載法製半夏其製法與此不同今藥肆所售仙半夏惟將半夏浸泡

盡去其質味然後以甘草浸曬入口淡而微甘全失本性名曰仙半夏蓋非照方法製醫家亦視虛人有痰者用之以為性平和而不傷于燥烈是無異食半夏渣滓何益之有

清痰開鬱行氣理脾痰疾中風不語研七八粒同井花水送下以手摩運腹上一炷香時即醒能語敏按龔雲林云仙方製半夏化痰成水皆治壯人痰火有餘之證服之有效虛人如有痰火忌服

各種半夏麯　綱目半夏修治條引韓飛霞醫通造半夏麯云能專治各病而不載製法特為補之

生薑麯　薑汁浸造治淺近諸痰

礬麯　礬水煮透兼薑和造最能卻水治清水痰也

皂角麯　煮皂角汁煉膏和半夏末為麯或加南星稍加麝香治風痰開經絡

竹瀝麯　用白芥子等分或三分之一竹瀝和成畧加麯和治皮裏膜外結核隱顯之痰

麻油麯　麻油浸半夏三五日炒乾為末麯和造成油以潤燥治虛人內熱之痰

牛膽麯　臘月黃牛膽汁畧加熟蜜和造治癲癇風痰

開鬱麯　香附蒼朮撫芎等分熬膏和半夏末造成治鬱痰

硝黃麯　用芒硝十分之三同麯煑透為末煎大黃膏和成治中風卒厥傷寒宜下由於痰者

海粉麯　海粉雄黃居半夏之半煉蜜和造治積痰成痼

霞天麯　用黃牛肉煎汁煉膏名霞天膏將膏和半夏末為麯治沉疴痼痰以上諸麯並照造麯法草盦七日待生黃衣懸掛風處愈久愈佳

帕拉聘

七椿園西域聞見錄帕拉聘草根也全似三七但色藍或黑出溫都斯坦回地人多往采取重價貨于回城云可治疾中土人弗達

不敢嘗也
治一切陰冷痼疾服之立除

一枝蒿

紹郡府佐李秉文久客西陲言巴里坤出一種藥名一枝蒿生深山中無枝葉一枝莖氣氣味如蒿四月間牧馬卒驅馬入山收草攜歸煎膏以售遠客有販至蘭州貨賣者
活血解毒去一切積滯沈痼陰寒等疾驅風理怯

香草

石振鐸本草補西國產香草山野遍生本高尺許枝幹斜曲經冬

不凋花小而色紫白成實時中有小黑粒春時插之即活惡肥而喜潔過夏即生小蟲因蠅卵所致見小白點與絲網宜去心衣袖觸動芬芳襲人可級以為佩采其花藏衣箱中能辟諸蟲焚其枝葉能辟除瘟疫嵐瘴房屋產蓐穢氣自除

主治解鬱凡心懷憂悶以布包置左脇下之傍能令胸膈舒暢　除蚤蝨壁蝨取枝葉暴乾為粉以布包貼肌膚上須多收　風寒體受風寒不快以枝葉煎湯浴之浴後睡片時即食不知味以葉煎酒空腹飲之同麵食使舌本津津饜飫　面有黑瘢取葉或水或酒濃煎每晨塗面能滅瘢滋顏　齒痛動搖醋煎葉乘熱擦之

漱之又治胃火盛口臭多風痱并髮穢觸人與記舍腦也不堅固取葉煎水服時加醋不特除頭外之病并裨頭之內司蓋人之記舍在腦故也

敏按以上所說皆出泰西石氏本草核其形狀功用則似令人所名奶孩兒草近是但奶孩兒草正名孀酣草見霜即萎並非經冬不凋入春子種其宿根亦不發亦罕有尺許虬曲之枝幹或泰西地煖土肥如粵中之茄可以經冬成樹或又別有一種木本者姑存其說以俟考

臭草

本草補泰西既產香草復產臭草雖薰蕕不同效用則一其本高尺餘開小黄花摘花蕊陰乾待用與葉同功結子成實裂分四房每房子數粒春秋二仲皆可種之將春插之亦活不畏霜雪亦惡穢肥須澆以清水人以手將之便臭氣拂人亦非穢惡朽腐可比也其功用亦與香草等植樹下能殺樹上蟲植圃中能辟蛇蝎蜈蚣等諸毒

泄瀉小便不通取臭草葉或生或煑食之　服毒并蛇蝎蜈蚣等毒急取臭草葉生食其毒自解　腹内蛔蟲以清油煎臭草葉搗爛敷臍上勝食使君子遠矣　鼻血取臭草葉搗爛塞鼻孔即止

危急重病昏暈採葉醋烹搓熟塞鼻卽醒　耳痛以臭草葉搗爛取自然汁置石榴皮内煅過滴耳中　目痛以葉置清水内露二三夜將葉蘸水點眼目力過勞以臭草葉自然汁加蜂蜜一滴并畧加小茴自然汁調和點眼久則光明　楊梅瘡以自然汁畧加好酒并清油水粉同煎治之　婦人心痛氣由于子宫上沖用臭草葉嗅之以愈為度大庾曹上士曾用此方歎其靈驗　小兒大便腸出以好酒煑臭草葉搗爛用布作膏貼之

本草綱目拾遺卷七

錢塘趙學敏恕軒氏輯

木部

響豆

池北偶談欒安有孫公者年九十强健如四五十歲人自言生平惟服響豆每歲槐子將熟時輒令人守之不令烏雀啄落既熟即收作二枕夜聽其有聲者即響豆也因棄其餘如是數月而得響豆所在每樹不過一枚每歲不過服一粒如是者數十年無他術也顏氏家訓庾肩吾常服槐實年七十餘目看細字鬚髮猶黑

天元生物簿老槐生丹抱朴子云槐子服之令人補腦髮不白而長生殆卽此歟

明目悅顏色開心志强筋骨補血髓

紀曉嵐先生姑妄聽之云響豆者槐實之夜中爆響者也一樹祇一顆不可辨識其法槐始花時卽以絲網罩樹上防烏鵲啄食結子熟後多縫布囊貯之夜以爲枕聽無聲者卽棄去如是遞枕必有一囊作爆聲者取此一囊又多分小囊貯之枕之聽如初得一響者則又分二枕如是漸分至僅存二顆再分枕之則響豆得矣

通香木

邊志木長數尺出塞外以沸湯沃之取其汁洗衣服及灌一切花卉灑屋宇墻壁經年香氣不減燒之能降天神香氣達數百里契

丹珍之

治奇疾人不知名者服之即愈焚之辟瘟疫穢氣邪祟

木蛇

百草鏡云木蛇似蛇有鱗甲內紋黃色如菊花瓣亦奇物也

治狗咬

閏月椶皮

徽州者色紫為上救生苦海椶櫚皮每歲只生十二瓣逢閏月多生一瓣惟此瓣中間有界紋為異按詹氏小辨云椶每月生一片歲生必十二片惟當閏月之年值所閏之月則此一片僅有其大

半亦不成片家有椶園每歲臘盡剝之歷驗此無中氣之徵也較此則閏月椶皮無全辦者　石室奇方椶櫚遇閏月則生半片歲長十二節閏月增半節

治血證郭大林云煅存性研陳年者尤佳服二三錢試過效驗王巽初云用一瓣燒存性作二服亦可

南天竹子葉梗

即楊桐令人多植庭除云可辟火災綱目木部南燭條載其枝葉功用云苦平無毒止泄除睡強筋益氣久服長生不飢變白卻老并引上元寶經言服草木之王氣與神通食青燭之精命不復殞

皆謂指此而於其尋常功用概不著錄至其所引附方亦僅取聖
惠方中之治風痰及誤吞銅鐵而已餘亦未之及焉故悉補之
王聖俞云烏飯草乃南燭今山人寒食挑入市賣與人家染烏飯
者是也南天竹乃楊桐今人植之庭除冬結紅子以為玩者非南
燭也古方用烏飯草與南燭乃另是一種不可以南天竹牽混此
說理確可從之

明目烏鬚解肌熱清肝火活血散滯　食物宜忌云南燭葉味苦
性平從新云苦酸濇平

子名紅把子治八角蟲同水銀搗爛擦之即除亦可浸酒去風

痺從新云南燭子酸甘平强筋骨益氣力固精駐顏子白色者名玉珊瑚

小兒天哮三奇方　用經霜天燭子臘梅花各三錢水蜒蚰一條俱預收臨用水煎服一劑即愈

下疳久而潰爛名蠟燭疳不藥良方紅把子燒灰存性一錢梅花氷片五釐麻油調搽即愈

陰莖泄　慈航活人書紅把子燒灰存性一錢加氷片五釐麻油和搽

三陰瘧　文堂集驗南天竺隔年陳子取來蒸熟每歲一粒每早晨白湯下

解砒毒　劉霞裳云凡人食砒垂死者用南天竺子四兩擂水服

之立活此方劉在松江府署親試驗者如無鮮者即用乾子一二兩煎湯服亦可

葉洗眼去風火熱腫眵淚赤疳小兒疳病取其葉煎湯代茶服

卻痰仙方行篋檢秘凡人稍覺頭疼身體酸困便即感冒寒邪急宜服此藥發散毋使傳經變成時疫此方經驗多人神效異常用烏梅紅棗各三枚燈心三十根南天竹葉三十片芫荽梗三段無芫荽以蔥白三節代之亦可甘草麥冬各三錢小柴胡二錢水二鍾煎一鍾不拘時溫服微汗即愈

瘰癧初起　百草鏡南天竹葉葳靈仙夏枯草金銀花各四兩陳

酒四壺隔水煮透一日三服半月除根每服藥酒吞丸藥　丸藥方僵蠶一斤炒研砂糖和丸桐子大每次吞一錢

梗　作筋可治隔食隔氣令人畫眉籠中置之可去鳥風

查克木

宦遊筆記塞外有查克木叢生樹高五尺許無皮枝幹清翠可愛葉似三春之柳然質甚堅並無柔條垂絲頗耐霜雪若代以為薪著火即燃形似炭有紅焰而無烟置徑寸于爐中歷一二日乃燼惟生于瀚海沙磧之地遇大風根株即拔因入土未深是以無經久者　西北域記查克木產推河似綠柳而不垂無皮耐霜雪色

青時入爐即燃數日乃燼然大者拱高者尋風斯拔之何者地沙且鹹根難據而易朽也

治産難臨蓐之時握其木易産心痛燒灰服之

緑益子

邊志出邃東樹高丈餘其葉兩兩相對開花如盞大黄色花謝結實亦兩兩相對大如木瓜緑色春生夏熟人不可食誤食之入口即齒落如屑舌黑如漆滿口烈碎血出如水終日不能食經旬方止又能碎骨如泥彼處駱駝初生取以潤其蹄則千里可行否則不能行其性剛利如錐舉而刺之利如刀鐻凡作角器必用此

性烈有大毒能腐骨碎齒入外科方術家用

丁香油

百草鏡丁香油出南番乃用母丁香榨取其油色紫芳香辛烈番人貯以琉璃器盞偶不密即香達于外粵中多有之　藥性考丁香油出西番

氣味甘辛性大熱透關竅驅寒力更速于丁香治胃寒痛或滴少許入煎藥或以油塗臍上痛處　藥性考云壯陽煖腎疝痛陰寒煖丹田除水瀉塗煖臍膏貼解蟹毒以一滴同薑湯服揩牙治口臭按齊民要術雞舌香即母丁香時珍所謂雄為丁香雌為雞舌

香也丁香中雌者獨大而可取油雄者細小不中榨取予內兄朱放鷳曾宦于粤據云丁香油亦近時始有其性熱而滛凡衣飾器物經染其氣數日不滅近日豪貴多珍之以為房帷用以色紫同玫瑰滴水中攪之散而復聚者為真偽者曰樟木油色稍淡紫中帶黃黑色氣辛烈觸鼻作樟腦氣滴沐器洗衣或入香佩可以辟汗不入藥用綱目于丁香下附丁皮及根枝不及油或其時尚未有即有之亦未行入中土也

塗臍散臟痞受寒胃痛好酒和服　金御乘云胃寒呃逆嘔吐甚者用丁香油擦透中脘痛痺擦痛處皆立效試過極驗　祝穆試

效方治瘰癧化核膏用之取其香烈直透經絡辛熱以散結滯耳

檀香油

藥性考出粵中舶上帶來

味苦除惡開胃止吐逆

地蠟香

黃夢珠輪絶句詩有石火平分地蠟香註云地蠟香出哈密可辟

蚤虱

辟蚤虱

水安息

出廣中洋舶帶來波斯交趾皆有之形如荔支而大外有殼包裹皮色亦如鮮荔支開之中有香如膠漆黄褐色氣甚馥郁此物如開用不盡者須連外殼置碗中方不走溢否則遇五月黄梅時其汁自滿溢出殼外雖殼内所存不過少許亦會滿出亦一異也綱目安息本條所言皆乾者云是樹脂集解下引葉廷珪香錄云有如餳者謂之安息油即是此種瀕湖又未詳其功用今時頗行故采補以備用其殼有絲毫裂縫油即走溢須以瀝青熬化滴之

百草鏡云安息香有水旱二種水安息難得焚其香翦置水盂試之其香烟投水中還結為香惟分兩稍減耳　五雜俎云安息香

能聚鼠其烟白色如縷直上不散
辛平無毒通心神除邪魅辟蠱毒止心痛下鬼胎入心經通腎氣
尤益房箔故龜靈劑用之以興陽返魂丹用之以救急然大耗真
氣凡氣虛挾火者不可服忌見火　藥性考水安息香辛苦性溫
除風寒霍亂煖腎興陽治心腹蠱氣血噤遺精鬼交鬼孕薰勞瘵
辟瘟丹　陳杰回生集用紅棗二斤茵陳切碎八兩大黃切片八
兩水安息五錢合為錠每晨焚之
種子二方　周氏家寶潮腦飛升白霜一兩麝香二錢枯礬三錢
龍骨三錢良薑三錢五棓子二錢明雄二錢水安息丁香蘇合油

各五錢官桂三錢輕粉二錢紫稍花二錢大山茨菰三錢共為細末煉蜜為丸桐子大蠟丸封固月信後納一丸次日再納一丸種子如神并治血淋白帶陰瘡陰蝕楊梅瘡毒等證

又方真川附子一個重一兩二三錢者山茨菰四錢此二味要童便浸透焙乾研末川烏八錢五棓子三錢此二味同研末水安息五錢生蟾酥八錢此二味同研不麻草烏五錢明雄五錢此二味同研末官桂五錢母丁香八錢同研末酥合油五錢真鴉片三錢同研末紫稍花三錢蛇牀子一兩倭硫黃五錢輕粉五錢右藥為末用白芨五錢煎水合前藥打成錠每行房時用津磨少許搽

莖首能治精滑并久不生子且能解毒遇瘡不染若早午晚各搽一次久不斷更有神效與前方男婦同用更佳再加人參五錢尤妙

穿腮起管年久不愈　許氏方用水安息搽之管化毒愈

夜蘭

嶺南雜記產粵道旁小樹也狀如木蘭亦類紫薇高一二尺葉大如指頭頗帶藍色葉老則有白篆文如蝸涎名鬼畫符葉下有小花如粟米至晚香聞數十步恍若芝蘭又名蚊驚樹暑月有蚊折此樹逐之即驚散　粵語夜蘭木本高尺許葉似槐花如粟米至

夜則芳香如蘭折之可以辟蚊插門上蚊不敢入一名蚊驚樹有病取其葉生咬或煎水即吐痰數日而愈葉上有篆文如符又名神符樹　關涵嶺南隨筆夜蘭生羅浮幽谷中有香無形與肉芝同為神物與此名同物異

敏按粵志步驚木以嫩葉和米數粒微炒煎湯飲之可愈嘔瀉寒痰花有幽香步行遇之往往驚為蕙蘭故亦曰步驚永安人採嫩葉乾之持入京師作人事核其功用形狀或即夜蘭與

治一切風寒諸病取葉煎湯服少頃大吐痰涎或行路侵寒暑吐瀉危篤採數葉嚼之或吐或不吐病即愈

黎椒 白胡椒 馬思答吉 山胡椒

邊州聞見錄川椒固有名產自黎大所城隅者尤香冽大小必雙肉裏細密罅裂而子不墮俗呼花娃子椒　四川志各州縣多出椒惟茂州出者最佳其殼一開一合者尤妙

性同川椒入藥尤效

按黎椒近日亦罕有真者外方所得俱屬彼土人以他產偽充其功效亦僅與川椒相埒據劉少府挹清云真者含一二粒口中可辟瘴毒解魚蝦食毒更可為導淫具彼土中有一種生惡瘡妓女人不敢近惟含黎椒三粒與之接則無害次日便出椒內盡包其

毒不入人臟腑也故真者彼土亦珍貴之罕有出售于外者

白胡椒 通雅云廣船胡椒有一種玉椒色白味獨辛于他椒今寧波洋貨店頗多其色如雪以内外通白者為上皮白内黄者劣解魚蝦毒入房術用 蓬萊李金什言洋船帶來白胡椒據彼中人云卽用胡椒之嫩者生去其皮曬乾卽如白玉色非別有他種

物理小識胡椒出番國亦是蔓生有白色者或曰卽華澄茄

胃痛 百草鏡用大紅棗去核七枚每個内入白胡椒七粒綫紮好飯鍋上蒸七次共擣為丸如綠豆大每服七丸溫滾水下如壯實者用十丸服後痛止而胃中作熱作飢以粥飯壓之卽安此寒

食痰飲皆治　葉天士方治九種心疼丁香去頂蓋廣木香雄黃巴豆去淨油白胡椒各三錢枳殼紅花五靈脂各一兩共為細末好酒發丸如萊子大候乾收貯瓶內每服八釐唾津送下忌生冷油膩半月除根　白痧藥種福堂方白胡椒一兩牙皂一錢火硝檀香末明礬丁香蟾酥各三錢北細辛二錢氷片麝香各五分金箔量加

山胡椒　百草鏡雲南木邦土司出一種山胡椒色黑顆大主止痛破痰

馬思答吉　五雜俎出西域似椒而香酷烈彼土以當椒用主開胃

消食破積除邪

金剛纂

滇志金剛纂花黃而細土人植以為籬又一種形類雞冠湧幢小品金剛纂生天目其樹長不滿三四尺多屈曲雖春夏亦無葉每觸其枝曳裾不前夷緬國有是種相傳對其末漬水水必毒飲者立死曰人瘴又能借之為誘淫之法　張洪使緬錄緬地有木曰金剛纂狀如椶櫚枝幹屈曲無葉對以漬水暴牛馬令渴極而飲之食其肉必死　劉魁若程賦統會雲南大侯州出金剛纂青色如刺桐最毒　滇記云金剛纂碧幹而蝟芒孔雀食之其漿殺

此樹福建甚多土人種以代籬

人以為草者誤今曲江建水石屏處處有之

性有大毒入丹術家用丹房本草金剛纂純陽草也伏硫與柳葉

藤同用其功最神

黃葛樹 川槿皮附

邊州聞見錄蜀多黃葛樹宜賓學宮前騎墻而生根未至地已合

抱此樹以某月種每歲必某月始芽入藥用根皮藥肆中多取其

皮以代川槿　峩眉山志嘉樹在羅目縣東南三十里陽山江漑

兩樹對植圍各二三尺上引橫紋枝亙二丈相接連理陰庇百夫

其名曰黃葛號嘉樹蘇子由詩予生雖江陽來省到嘉樹即此

益部談資黄葛樹葉似桂稍大團欒蔭數畝冬春不凋榦則臃腫
根皆蟠露土上至于石崖之側則全不欲藉土而生者夔之梁方
最多惜無材用
治疥癬取其根皮煎湯浴之
川槿皮　生川中色紅皮厚而氣猛烈産孟獲城者只一株傳為武
侯遺植殺蟲如神生剝其皮置蟻其上即死今亦罕有他省産者
名曰槿皮薄而氣劣不得混施今川人用葛皮代之以售他處
通雅眞川槿皮切片斷中有絲白茸如杜仲羣芳譜川槿皮色
紅氣厚力優

楊起蘭便方癬瘡不愈以川槿皮煎湯用肥皂去核及内膜浸湯時時擦之或以汁磨雄黄搽尤妙　按王阮亭居易錄雲南多黄果似海棠稍大者香如佛手柑脆如梨多津液蜀産者樹而不結實其皮類川槿亦能愈癬令曰黄葛或音之偽耳

頑癬多年不愈　活人書川槿皮二錢輕粉伍分斑毛七個大楓子七粒河井水共一鍾煎半露一夜筆蘸塗之　又方川槿皮四兩輕粉雄黄各四錢百藥煎四餅斑毛一錢巴霜錢半大黄二兩海桐皮二兩研如粉陰陽水和抓損敷之必待自落愈　荷葉癬活人書川槿皮切片海桐皮檳榔各二錢輕粉錢半紅娘子五分

陰陽水浸一二日用鵝翎掃上如痒以竹片刮破搽之此藥露三宿更妙　遍身頑癬大楓子四十九枚川槿皮二兩斑毛去翅足五個川椒一錢輕粉二錢杏仁三錢海桐皮二錢共為末河井水各一碗浸一夜鵝翎蘸汁搽之癬瘡不愈不藥良方川槿皮煎湯取肥皂去核及內膜浸湯內時時搽之牛皮癬癩毛世洪經驗集川槿皮一斤勿見火曬燥磨末以好燒酒十斤加榆麪四兩浸七日為度不時蘸酒搽擦二三十年者搽一年斷根如無川槿土槿亦可代之　頑癬種福堂方川槿皮海桐皮尖檳榔樟氷苦參黃柏白芨各二錢雷丸一錢五分大楓子杏仁各二十粒木鼈

四個用火酒浸七日將穿山甲刮癬少碎以酒搽之即愈 五仙散經驗廣集治久年頑癬牛皮癬神效紅粉霜五分明礬川槿皮杏仁各一錢密陀僧三錢為末津調抹一日三次三日全愈 粉刺孫台石方川槿皮一兩硫黄二兩杏仁二兩去皮尖輕粉二錢樟腦五錢麝香少許為末雞子清調早洗晚擦

秘傳雄鼠骨散 治牙落重生用雄鼠骨一具生打活鼠一個剝去皮雜用鹽水浸一時炭火上炙燥肉自脫落取骨炙燥入衆藥內同研為末香附白芷川芎桑葉曬乾地骨皮川椒蒲公英青鹽川槿皮旱蓮草共為末擦牙百日復出固齒無不效

土漆

王環志皮如桃樹皮黏著人手即發腫若刀瘡見血擣此皮敷之

即止

止金瘡出血

水團花

李氏草秘生溪澗近水處葉如蠟梅樹皮似大葉楊五六月開白

花圓如楊梅葉皮皆可用

治金刃傷年久爛脚瘡搗皮葉罨上一宿即痂

麻櫪果

治胎疝毛世洪經驗集凡小兒初生發疝止見啼哭不見病形延至一周兩歲始知是疝諸醫未效用麻櫪樹上之鴛鴦果一對其果連樹枝取下可辨真假一對果可治三人荔枝核七枚杵碎平地木三錢同煎飲即瘥亦不復發

千張紙 木蝴蝶附

木實也出雲南廣南府形似稨豆其中片片如蟬翼焚灰用

治心氣痛

按千張紙滇志以為木實據程豹文言千張紙乃仙人掌草曬乾其中心層層如羅紋捲之折之如通草狀故名此物用七張燒灰

酒服可治胃脘痛湯洞崗云徽州有之狀如通草約手掌大曾用入丸中可治浸淫惡瘡今並存其說以俟考本草綱目雜草内有宜男草即此形狀亦同云主除邪小兒女以緋絹袋盛佩臂上辟惡止驚而不知其可服食也

木蝴蝶出廣中乃樹實也片片輕如蘆中衣膜色白似蝴蝶形故名四邊薄而明中心微厚不甚明透似有子壁錢白膜狀

治疝氣痛用二三十張銅銚上焙燥研細好酒調服　貼癰疽項

秋子云木蝴蝶出廣西儼如蝴蝶中心如竹節色更白癰毒不收口以此貼之即斂　治下部濕熱

風葉

稗史郴之桂陽縣產風葉充茗飲能愈頭風故名亦可浸酒性微熱前人志記不載

性微熱追風活血可浸酒服

拔爾撒摩

坤輿圖說木名出白露國此樹生脂膏極香烈可入藥傅金刄傷一晝夜肌肉復合如故塗痘不瘢塗屍千年不腐

楓果

即楓實一名攝又乃楓樹所結子也外有刺毬如栗殼內有核多

孔穴俗名路路通以金箔貼之村嫗簪於髮云可明目宜老出浙臨安縣署後安樂山者名錢墳楓果最佳焚之香郁可熏衣辟瘴疫綱目楓脂香載其木皮不及其實之用今補之宜於焚燒未有入湯液之用者其果冬月即孕蠶子於中交春生蠶每果中有一個立夏後乃化蛾飛去入藥取無蟲陳久者用 槐西雜志楓香果出雲南者焚之殺鬼去邪辟瘴

辟瘴卻瘟明目除濕舒經絡拘攣周身痺痛手腳及腰痛焚之嗅其烟氣皆愈熏衣被可除蚤

敏按楓果去外刺皮肉圓如蜂窠即路路通其性大能通十二經

穴故救生苦海治水腫脹用之以其能摟逐伏水也
治癬德勝堂傳方楓木上毬十個燒灰存性白砒五釐共為末
香油搽上即愈
臟毒古今良方路路通一個煅存性研末酒煎服
咬人狗刺暈附
臺灣府志咬人狗其木甚鬆手掐之便長條迸起可為火具本高
丈餘葉長大似烟葉有毛刺刺人入毛孔甚痒搔之發紅腫痛一
晝夜乃止
治瘰癧臺海使槎錄

刺暈 李氏草秘其樹形似烏柿有刺刺人即暈故名之
治癰腫定疼取樹腦葉入醬板藍花罨發背癰疽腫毒痛甚者罨
上即止痛不問已潰未潰罨至愈

桂子 桂丁 桂耳 桂根

學圃餘疏有一種四季開花而結實者此真桂也閩中最多常於
春中盛開凡桂四季開花者有子此真桂也江南桂八九月盛開
無子此木樨也
臨海志唐垂拱四年三月月桂子降臨海芳香有桂氣味食之和
暢宋紹定間舒某于天台山得月桂子二升大如樟子無皮色似

白玉紋如雀卵中有仁嚼之作芝麻氣以之雜菊入囊為枕有散
佚石縫中者旬輒出樹子葉柔長經冬猶在種入盆中久之亦失
所在

性溫味辛平肝煖胃胃脘寒痛甚宜　藥性考甘辛溫中煖胃平
肝益腎散寒止臟

桂丁　百草鏡云形如吳茱萸出廣西交趾乃肉桂子也
治心痛辟寒邪胃痛百草鏡桂丁研細酒下三錢

桂耳　出開化山中乃多年老樹蒸出蕈也面紅色土人採得以
治血疾

治一切血證及吐血

按綱目分桂為五種曰桂即今所謂交桂曰牡桂今廣桂曰箘桂俗呼木穉曰天竺桂浙中山桂也有子如蓮曰月桂四季有花者此桂子乃天竺桂子也綱目失載主治若月桂則固載其子矣曰桂丁乃廣桂之子綱目亦不言其主治至于桂耳則各桂皆有之性亦畧同綱目皆不載悉為補之

和霽園夜談隨錄呂司馬季弟琪從司馬官嶺南署東有小院頗幽靜舊有古井在軒右井畔有二老桂大合抱值夏夜月光甚皎琪納涼軒下聞井中有聲不絕凭欄窺之見井水白如銀中有紅

丸大如彈子約數十百點光明如火向上競相跳躍漸躍漸高去欄僅尺餘琪驚白司馬次日命夫縋下探之無他異得桂子數十枚鮮赤如新琪即戲以井水服之日七枚七日而盡蓋適取得四十九枚也後琪壽至九十九歲無疾而逝平原董太史曲江與琪善親見而誌之　敏按今月桂子如蓮菂鮮者色青乾之淡黑色呂琪所見大如彈丸鮮赤如新當別是一種考天地運度經云太山北有桂樹七十株天神青要玉女三千守之其實赤如橘人食之一年可以上昇或是此種惜呂琪所服止四十九枚耳故得壽

桂根　陳年入土最深者入藥用

貼牙痛可斷根卽取桂樹根上皮用
學齋呫嗶花中惟巖桂四出予謂土之生物其數皆五故草木花
皆五惟桂乃月中之木居西方四乃西方金之成數故花四出而
金色且開于秋云

肉桂油

百草鏡粤澳洋舶帶来色紫香烈如肉桂氣或云肉桂脂也或云
桂子所榨未知孰是
性熱氣猛入心脾功同肉桂
洛各種瘧傳信方用燈草一莖約長三四寸以水稍潤再以肉

桂塗之貼背脊風府穴下至肺俞止外以棉紙條封之臨發前一二時為之或一日更妙貼後次日發瘧更重嗣後漸減蓋風寒暑濕盡為提掣而出也

稷木

似檜亦名水松抱木生者性韌皮同乘鮮剝削造履俗稱抱香履潮州最多

能除濕腳氣辟邪風

樟皮 樟梨附

此香樟樹皮也綱目有樟材樟腦樟節而皮與子皆不及焉今山

人率以皮子治病有效因急補之　樹皮以年久老者為佳
治天行瘟疫濕毒流注浴疥癬洗脚氣
心疼玉局方香樟樹皮取時去面上黑色者用内第二層皮搗碎
煎湯服即止永不再發　刑杖傷神錦方樟樹皮用老酒燉出味
調老公雞冠血食止痛散血立效　霍亂吐瀉傳信方樟樹皮一
把水煎溫服立止　脚上生瘡家寶方此瘡個個如小筆管大者
用樟樹葉牙咬熟罨摻拔毒丹外貼樟樹葉連換即愈
敏按樟木綱目言辛溫香竄性能除濕故山居人患病多宜之象
山縣志萬麻中邑大疫有一道人教取千年老樟樹皮煎飲可愈

并言樹老久經霜雪其性轉清涼可消疫氣此即藏器所云樟木能治惡氣中惡鬼疰之意

樟梨　即樟樹子也出處州府遂昌縣福羅塢仙人垻周公園大者為貴小者次之予友黃慶春與一遂昌人相善其人饋以樟梨云可治胃脘心痛服之立效即香樟子也較他產者畧大蓋千年樟樹所結故效如神葉南郊自處州回詢以樟梨據云此非子乃千年樟樹所結于枝椏間者如瘤然土人以形似梨故名之則此乃樟瘤也然與予所見又不類姑並存其說以俟再考焉

磨塗腫毒治中酒心胃疼皆效

榕鬚

藥性考榕樹葉似大麻子如冬青枝幹拳曲木本稜凹不成材器而結奇香其脂與漆相似可以貼金膠物勝于楮脂嶺南雜記榕樹閩廣最多他省則無故紅梅驛以北無榕大者蔭千餘畝離奇古怪備木之異然體曲不中梁柱理斜不中材用質虛不中薪爨莊子所謂以不材而壽者也漳浦黄石齋先生有榕頌其木年久者常結伽南香焚之致鶴植于水際其子可以肥魚細枝曝乾束為炬風雨不滅其脂乳可以貼金接物與漆同其鬚可入藥用說文以寀為古枩字六書故以古松字為枀而枩為南方之榕

通雅云榕當別出狀木始于嵇含分字始于戴侗柳宗元詩榕葉滿庭鶯亂啼後山叢談言蔡州壺公觀有大木四垂傍出人莫能知張戣閩人嘗至蔡為余言乃榕木此木無用惟枝上垂根曝之可作火繩以發炮又可染黑贊寧志所云倒生木不死樹橫枝生根下地如柱即榕無疑粵志榕之怪在根自上生下語曰榕木倒生根粵志榕葉甚茂盛柯條節節如藤垂其幹及三人圍抱則枝上生根連綿拂地得土石之力根又生枝如此數四枝幹互相聯屬無上下皆成連理其樹可以倒插以枝為根復以根為枝故一名倒生樹幹多中空不堅無所用離之木也其象如離之大腹

其中空處常産香木炎精所結往往有伽倆馬粤人以其香可來鶴子可肥魚多植于水際其脂乳可以貼金接物與漆相似性畏寒踰梅嶺則不生故紅梅嶺有數榕為炎塞之界有紅白大葉小葉等種

按泉州府志榕有二種一種矮而盤桓其鬚著地復生為樹一種名赤榕上聳廣大二種蔭最寛廣入藥用有鬚者

固齒羲復方止牙痛取榕根鬚摘斷入竹管内將鹽塞滿以泥封固火煅存性為末擦牙搖動者亦堅去竹管不用

飛沈香

查浦輯聞海南人採香夜宿香林下望某樹有光即以斧斫之記其處曉乃伐取必得美香又見光從某樹飛交某樹乃雌雄相感亦斧痕記取之得飛沈香功用更大

此香能和陰陽二氣可升可降外達皮毛内入骨髓益血明目活絡舒筋

方輿志生黎居五指山山在瓊州山中所産有沈香青桂香雞骨香馬蹄棧香同是一本其木頗類椿及櫸柳葉似橘花白子若檳榔大如桑椹交州人謂之密香欲取者先斷其積年老根經歲皮幹朽爛而木心與枝節不壞者即香也堅黑沈水者為沈香細枝

堅實不爛者為青桂半沈半浮者為雞骨形如馬蹄者為馬蹄粗者為梭香

松毬 松皮膏附

此即山松所結卵毬初青久則裂作鱗甲形片片四開而墜拾之貨與茶爐代炭能益茶味入藥取青嫩者綱目松下列松實云見果部不知果部乃海松子出關東與山松果山松毬內老亦有子細如粟米不中食品

白點風家寶方先以蔥花椒甘草三味煎湯洗再以青嫩松毬醮雞子白硫黄同磨如粉搽上八九次除根

松皮膏　色如琥珀出西域伊犁等處西域聞見錄烏魯木齊乾隆四十年改為迪化州其土人取松皮為膏謂之松樹膏藥性溫治血一切虛怯勞瘵婦女血枯血閉諸證服之有效

陳海曙家有此膏自西域帶來黑如漆上蓋松皮一塊云其松皮厚者二三尺即此皮所熬曾以治勞嗽十日病減又十日而病痊又十日又生肌漸復如舊每服三錢空心白水調下一月即愈

槐西雜志田耕野官涼州鎮時攜回萬年松一片性溫而活血煎之色如琥珀婦女血枯血閉諸證服之多驗親串家遞相乞取久而遂盡後予至西域乃見其樹直古松之皮非別一種也土人夏

以代茶亦微有香氣其最大者根在千仞深澗底枝幹直出山脊尚高二三十丈皮厚者二尺有餘奴子吳玉保嘗取其一片為牀意直盤古時物萬年之名殆不虛矣

櫔七樹

治腹中蚘痛救生苦海用櫔七樹柴內取之燒灰研細酒下或滾水下三錢且能除根

破傷風百草鏡櫔七樹刮去外面粗皮取內白皮搗爛酒煎服渣和麪搗敷患處自愈

柏癭

櫔七樹　柏癭　柏子殼　羅漢松實

百草鏡老樹生此其狀如瘤柏性西指乃稟西方兌金之氣故能平胃土而治胃痛亦取其氣相攝服耳

治胃痛

柏子殼

綱目有柏實無子殼近時奇功散用之

解砒霜如神　集驗良方奇功散用柏子殼三錢炒紅土三錢同研為末用雞子清調服後作一寒顫即愈重者不過兩服

羅漢松實

物理小識羅漢松潤辦厚葉樹老結實長四五分底平上銳色紫

黑乾之可入藥本草綱目所未載也　永寧僧云羅漢松葉長者名長青能結實葉短者名短青不結實其結實儼如佛大者如雞子小者如豆味甘可食

味甘補腎其香益肺治心胃痛大補元氣

汪連仕采藥書羅漢松一名金錢松又名徑松其皮治一切血殺蟲疥癬合蘆薈香油調搽

金松

物理小識出台州垂條結子如碧珠三年子乃一熟每歲生者相續璀燦其間

子治腸風
清明插簷柳
清明日插在屋檐下枯柳枝朝南者入藥　物類相感志清明楊
柳能止醬醋之潮濕
甜瘡　濟世良方以清明插過柳枝燒存性一錢銀硃七分共研
再入飛礬一分敷之　小兒胎火不尿濟急方凡初生小
不通乃是胎中熱毒未化不可用寒涼金石之劑只須取清明插
簷柳枝朝南者一握煎湯服之即尿大人小便閉服之亦效　治
尿梗周子象方用清明插屋簷下枯柳一大把折碎煎湯傾坐桶

内被圍佳熏片時即通再内服　盧復芷園臆草清明所插柳條煎之治白濁蓋勢為肝之苗柳為卯木同類也渾濁之色清明之氣相待也用藥恰好有如此　下痢後成醃魚水此險證也慈惠小編用清明日插簷柳取葉煎湯服下如止可救起病不多日下醃魚水年少者方可治老者難治少者勞傷之證肉而化成血水平和調理可以挽回十分之二三老者血氣久衰故成此證神仙難治

柳椹　柳屑　柳蕈

此乃柳花未放時其枝垂下如椹形所謂柳椹也淡黃色若候花

出則無用矣綱目有柳華無柳椹別錄乃有柳實或即此歟

明目驅風壯筋骨堅牙　峋嶁神書有牢牙法以柳椹揩牙去其宣露諸風不生明目聰耳駐顏黑髮壯筋力益壽身輕　急救方用柳椹陰乾為末日用擦牙去風明目烏鬚固齒久用不徹可咀金石

柳屑　即空心柳樹中之屑也

治濕氣腿腫

慈幼書淮陰卑濕民多粗腿偶得一法治之甚效用空心樹樹中屑取出篩細入鍋內炒熱以臭泔水灑濕又炒加麪少許拌勻趁

熱取起敷腿上候水出再炒敷數次自愈

柳蕈陳氏筆記云即柳樹上之蕈也

治心痛煎服效

檉柳

俗名西河柳性最透發綱目檉柳下云其枝葉消痞解酒毒利小便不及治疹瘄之用　弘治紹興府志檉俗呼西河柳其葉甚細似柳而香天將雨水則生花試之多驗　本草滙檉柳甘得土氣鹹得水氣故能解血分之毒消痞利便是其本功近世往往以治痧疹熱毒不出用為發散不知本自何氏　本草乘雅之檉柳繆

仲淳本草經疏廣之以治痧疹此不獨取其能通又取其象形疹亦三顯三隱三而三之合為九烹以應九藏也正圓臆草檉一歲三開花一日三眠起自成一家不與四時之生長收藏相流行超五行而純二氣無殺機而唯生機者也且雨以陰陽氣和而作先知之應從可知矣第氣魄尠小未可以大道載靈樞陰陽二十五人之外有陰陽五人此當陰陽和平之人又當啓陰陽自和之汗也

逢原云檉柳獨入陽明故其功專發麻疹兼解酒毒去風煎湯洗浴風證身癢效

性平疎散驅風解表治斑疹麻瘖不出經驗方或因風而閉者俱用西河柳葉同櫻桃核煎湯洗之即透出　救生苦海草痧藥方用之又肝天青蓮散用之　急救方治小兒痧疹不出喘嗽煩悶躁亂用西河柳葉風乾為末水調四錢頓服立定　從新治疹後痢用西河柳葉為末砂塘調服

疹發不透喘嗽悶亂　西河柳煎湯去渣半溫用芫荽蘸水擦之但勿洗頭面並忌夜間洗之蓋痧疹晝發而夜斂也乳母及兒仍以西河柳煎服

酒積成病　良方集要西河柳曬乾為末每服一錢溫酒送下

伽𠍽香

今俗作奇楠乘雅作奇南棧香棧本速香名而廣人亦呼奇南為棧名同而香異也粵海香語伽𠍽雜出海上諸山凡香木之枝幹竅露其本已死而木存者氣性皆溫故為大螘所穴大螘所食石蜜遺漬其中歲久漸浸木受石蜜氣多凝而堅潤則結伽𠍽其香木未死蜜氣未老者謂之生結上也木死本存蜜氣膏於枯根潤若錫片者謂之糖結次也歲月既淺木蜜之氣未融木性多而香味少謂之虎斑金絲結又次也其色如鴨頭綠者名綠結掐之痕生釋之痕合按之可圓放之仍方鐻則細屑成團又名油結上之

上也伽倆本與沈香同類而分陰陽謂沈牝也味苦而性利其香含藏燒乃芳烈陰體陽用也伽倆牡也味辛而氣甜其香勃發而性能閉二便陽體陰用也然以洋伽倆為上産占城者剖之香甚輕微然久而不減産瓊者名土伽倆狀如油速剖之香特酷烈然手汗沾濡數月即減必須濯以清泉膏以蘇合油或以甘蔗心藏之以白萼葉苴之瘞土數月日中稍暴之而後香魂乃復也占城者靜而常存瓊者動而易散靜者香以神行動者香以氣使也藏者以錫為匣中為一槅而多竅蜜其下伽倆其上使薰炙以為滋潤又以伽倆末養之他香末則弗香以其本香返其魂雖微塵許

而其元可復其精多而氣厚故也尋常時勿使見氷勿使見燥風㣲濕土則藏之否則香氣耗散　本草乘雅云奇南與沈同類因樹分牝牡則陰陽形質臭味性情各各差別其成沈之本為牝為陰故味苦厚性通利臭含藏燓之臭轉勝陰體而陽用藏精而起亟也成南之本為牡為陽故味辛辣臭顯發性禁止能閉二便陽體而陰用衛外而為固也至若等分黃棧品成四結狀肖四十有二則一也沈香有四十二品第牝多而牡少獨奇南世稱至貴即黃棧二等亦得因之以論高下沈本黃熟固坎端棕透淺而材白臭亦易散奇本黃熟不唯棕透而黃質邃理猶加熟色遠勝生香熟炙經

旬尚襲襲難過也棧即奇南重者曰金絲其熟結生結蟲漏脫落四品雖統稱奇南結而四品之中又有分別油結糖結蜜結綠結金絲結為生為熟為漏為落幷然成秩耳大都沈香所重在質故通體作香入水便沈奇南雖結同四品不唯味極辛辣著舌便木顧四結之中每必抱木曰油曰糖曰蜜曰綠曰金絲色相生成迹迥別也奇南一品本草失載後人僅施房術及佩圍繫握之供取氣臭尚爾希奇用其形味想更特異沈以力行行止為用奇以力行止行為體體中設用用中共體牝牡陰陽互呈先後可默會矣

伽⿰亻南香

宦遊筆記伽⿰亻南一作琪⿰王南出粤東海上諸山即沈香木之佳者

黃蠟沈也香木枝柯竅露大螘穴其竅螘食石蜜歸而遺香其中歲久漸漬木受蜜氣結而堅潤則香成矣香成則木漸壞其旁草樹咸枯有生結者紅而堅糖結者黑而軟瓊州亦有土伽楠白質黑點令海南人取沈速伽楠于深山中見有螘封高二三尺隨挖之則其下必有異香南中香品不下數百種然諸香賦性多燥烈薰燒日久能令人髮白血枯惟伽楠香甚溫細性甚益人而范石湖桂海香志獨不載及豈不使寶鴨金猊之間少一韵事乎但佳者近亦難得　陳讓海外逸記伽楠與沈香並生沈香質堅彫劚之如刀刮竹伽楠質軟指刻之如錐畫沙味辣有脂嚼之黏牙其

氣上升故老人佩之少便溺焉上者曰鶯哥綠色如鶯毛最為難得次曰蘭花結色微綠而黑又次曰金絲結色微黃再次曰糖結黃色者是也下曰鐵結色黑而微堅皆各有膏膩匠人以雞刺木雞骨香及速香雲頭香之類澤以伽𠌃之液屑偽充之　物理小識云奇南與沉香同類而分陰陽沉牝也味苦性利其香含藏燒更芳烈陰體陽用也奇南牡也味辣沾舌麻木其香顯發而性能閉二便陽體陰用也其品有綠油糖蜜金絲虎斑等結鐻之其屑成團舶來者佳　東西洋考交趾產奇楠以手爪刺之能入爪既出香痕復合又有奇楠香油真者難得今人以奇楠香碎片漬油

中蠟熬之而成微有香氣此僞品也　黎媿曾仁恕堂筆記東埔日本支國也夜中不睹奎宿國人多騎象産奇楠其取奇楠之法國人先期割牲密禱卜有無走密林中聽樹頭有如小兒語者便急數斧而返遲則有鬼搏人隔年始一往取先上王及三傌（讀如馬彼國專政之將軍也）重加洗剔視上者留之厚酬其值次下者乃聽別售也味辛性斂佩之縮二便固脾保腎入湯劑能閉精固氣故房術多用之不知氣脫必陷之證可以留魂駐魄也瀕湖綱目香木類三十五種質汗返魂尚搜奇必備而獨遺此何歟　藥性考伽倆味辛下氣辟惡風痰閉塞精鬼蠱著通竅醒神邪風追却十香返魂

丹中配藥以香中帶辛辣紅堅者佳其次黑軟至虎斑金絲皆雜
木性下品也
查浦輯聞榕樹千年者其上產伽倆香
忍溺法　物理小識伽倆糖結末作膏貼會陰穴則溺不出

特迦香

五雜俎出弱水西形如雀卵色頗淡白焚之辟邪去穢鬼魅避之
博物志載漢武帝焚西使香宮中病者盡起徐審得鷹嘴香焚之
一家獨不疫疾即此類歟
辟邪去疫安魂魄定驚悸

金立夫言盛侯為粵海監督時須上號伽倆入貢命十三洋行于外洋各處購求歲餘竟無佳者據云惟舊器物中還有所謂油結色綠掐之痕生釋之漸合者今海外諸山皆難得矣即占城所產香輕微久而不滅冬寒香藏春暖香發靜而常存者是蜜結臭之香甜其味辛辣入手柔嫩而體輕為上上品今時亦罕有其熟結生結蟲漏脫落四結之中每必抱木曰油曰糖曰蜜曰綠曰金絲其生結者紅而堅糖結者黑而軟或黃或黑或黃黑相兼或黑質白點色相生成迹迥別也現在粵中所產者與東莞縣產之女兒香相似色淡黃木嫩而無滋膩質粗鬆香氣微薄久藏不香非香

液屑養不可不足寶貴其入藥功力亦薄識者辨之

氣結

出交趾真臘占城瓊海等處單斗南云此乃伽倆香樹中空腹内所結藉伽倆芬烈之氣得日月雨霜之精凝結而成故名氣結形亦同香塊而酥潤鬆膩不甚堅大約伽倆得其質此得其魂亦如天生磺出溫泉為硫氣熏結而成者然頗難得世不多見

治噎隔用一二釐酒磨服下嚥即開

桑癭　鐵扇子　桑榾柮　桑葉滋　桑油

百草鏡桑老則樹生癭其狀如瘤用刀斫下陰乾入藥

綱目拾遺　卷　　氣結　桑癭　鐵扇子

去風痺諸濕浸酒用治胃痛百草鏡

鐵扇子　百草鏡桑葉採過二葉者勿用止採過頭葉其二葉力全至大雪後猶青于枝上或黄枯于枝上皆可用須經大雪壓過次日雪晴採下綫穿懸户陰乾用名鐵扇子其色多青黑色風吹作鐵器聲故名冬至後採者良

治腸風目疾咳嗽盜汗百草鏡

洗一切天行時眼風熱腫痛目澁眼赤取鐵扇子二片用無油茶盞碗一隻置鐵扇子于中以滚水沖半盞蓋好候湯溫其色黄綠如濃茶樣為出味然後洗眼拭乾移時頓熱再洗每日洗三五次

即愈此水一盞可洗三四十人養素園驗方

中年眼目昏花　眼科要覽復明散用經霜雪桑葉須臘月在樹不落者同甘菊側柏葉荊芥穗桑白皮如有眼淚加艾葉蒼朮發癢加赤芍川椒為粗末等分和勻煎湯熏洗惟紅腫不可洗

風眼下淚　不藥良方臘月不落桑葉煎湯日日溫洗之或加入芒硝少許

桑槢柮　乃多年老桑數被剪伐嫩條其枝頭長成如拳者是也

治隔證　梁侯瀛集驗方用老桑槢柮燒紅存性為末好酒送下即愈

桑葉滋　鮮桑葉摘開其葉筋有白汁名桑葉滋又名桑脂綱目
桑葉載其用最廣獨未及此
性微寒味苦有天絲入眼以此點之　治乳癰集聽用桑葉不拘
頭二葉摘去半段取後半段脂三分黃柏八錢水煎乾止用三分
飯鍋蒸一次夜露一宿塗患處雖爛見骨者亦能收口平復　小
石癤令人呼為紮馬疔錢峻經驗單方云小石癤採二蠶桑葉摘
下滋水點上愈　消瘻瘤秋泉秘方用蝌蚪一錢人脫泥珠包煅
為末三分鬼饅頭滋乾一錢桑滋乾一錢乳香沒藥各三分麝香
一分共為細末飯和搗為錠臨用時再取鬼饅頭滋化開以雞翎

搽患處過宿即消

桑油　萬氏家抄有取桑油法鮮桑木搥碎裝入瓶內用一瓶蓋口倒埋土中糠火煨之油自滴下貯罐聽用

治小兒身面爛瘡輕粉雄黃各五錢豬膽一個滑石一兩硫黃五錢穿山甲十五片炙鳳凰退燒存性五錢為末用桑油豬膽汁調絹包擦之

金雞勒

查慎行人海記西洋有一種樹皮名金雞勒以治瘧一服即愈嘉慶五年予宗人晉齋自粵東歸帶得此物出以相示細枝中空儼

似去骨逺志味微辛云能走達營衛大約性熱專捷行氣血也

治瘧　澳番相傳不論何瘧用金雞勒一錢肉桂五分同煎服壯實人金雞勒可用二錢一服即愈

解酒煎湯下咽即醒亦澳番傳

臭梧桐　臭牡丹附

生人家墻砌下甚多一名臭芙蓉根葉深綠色大暑後開花紅而淡似芙蓉外苞內蕊花白五出辦尖蒂紅霜降後苞紅中有實作紫翠色　百草鏡云一名臭芙蓉甚葉圓尖不甚大搓之氣臭葉上有紅筋夏開花外有紅苞成簇色白五辦結實青圓如豆十一

月熟藍色花葉皮俱入藥　周廷園云臭梧桐一年三月十月兩次作花若葉無紅筋搓之不臭者非　學圃餘疏臭梧桐者吳地野生花色淡無植之者淮揚間成大樹花微紅者搢紳家植之中庭或云後庭花也獨閩中此花鮮紅異常能開百日名百日紅花作長鬚亦與吳地不同園林中植之灼灼出矮墻上至生深澗中與清泉白石相映永嘉人謂之丁香花

治獨腳楊梅瘡洗鵝掌風一切瘡疥煎湯洗汗斑濕火腿腫久不愈者同菴閭子浸酒服并能治一切風濕止痔腫煎酒服貼臁瘡搗爛作餅加桐油貼神效　半支風百草鏡取葉連根掛于風頭

廊下吹乾將葉燒灰入瓶内每早服三錢酒吞　又邢虎臣驗方
用臭梧桐葉并梗曬燥磨末共二斤白蜜一斤為丸早滚水下晚
酒下每服三錢驗過神效　一切内外痔急救方用臭梧桐葉七
片瓦松七枝皮硝三錢煎湯熏洗神效　半邊頭痛用川椒五錢
臭梧桐葉二兩先將葉炒黄次入椒再炒以火酒灑在鍋内拌和
取起捲在紬内紮在痛處吃熱酒一碗取被蓋頭而睡出汗而愈
花　治風氣頭風集驗用臭梧桐花陰乾燒灰存性為末凡頭風
每服二錢臨卧酒下三服無不愈
止痢必效方用隔年臭梧桐花煎湯服即愈

葉　消臌脹疝救生苦海臭梧桐葉一百片煎服三四次效柱
心疝華玉先試效之方用臭梧桐葉每歲一片共歲若干葉若干
清水洗葉用無灰白酒煎服　外痔黄氏醫抄用臭梧桐葉煎湯
洗數次愈　梧桐酒經驗廣集治内外一切乳毒用臭梧桐春夏
取頭三個秋冬取根搗爛絞汁對陳酒熱服取汗為度神效　豨
桐丸濟世養生集此丸治男婦感受風濕或嗜飲冒風内濕外邪
傳於四肢脈絡壅塞不舒以致兩足軟疲疼痛不能步履或兩手
牽絆不能仰舉凡辛勞之人常患此證狀似風癱服此丸立能全
愈用地梧桐俗呼臭梧桐不論花葉梗子曬乾切碎為末一斤豨

薟草炒磨末八兩二味和勻蜜丸如桐子大早晚以白滾湯送下四錢忌食豬肝羊血番茄等物或單用臭梧桐二兩煎湯飲以酒過之連服十劑其痛卽瘥或煎湯洗手足亦可

莖中蟲　治風毒流注

羣芳譜臭梧桐生南海及雷州近海州郡亦有之葉大如手花尖長青不凋皮若梓白而堅韌可作繩入水不爛花細白如丁香而臭味不甚美遠觀可也人家園內多植之皮堪入藥採取無時

敏按梧桐與臭梧桐有家野之別家生者成樹而高大野生者本小不成樹不過三四尺花色粉紅亦無大紅純白者二種俱可入

藥功用亦相近

汪連仕采藥書秋葉俗呼八角梧桐味臭又名臭梧桐取根皮搗汁如膠為土阿魏能寬筋活血化痞消癥瘕

臭牡丹 葉形與臭梧桐相同但薄而糙氣亦臭五月開花成朶一蒂百花色粉紅名臭牡丹

洗痔瘡治疔赤水元珠蒼耳臭牡丹各一大握搗爛新汲水調服瀉下黑水即愈 一切癰疽淳安陳老醫云用臭牡丹枝葉搗爛罨之立消 脫肛秘方集驗先將臭牡丹葉煎湯洗後將浮萍草末摻上不脫矣

木八角草八角附

本高二三尺葉如木芙蓉八角有芒其葉近蒂處有紅色者佳秋開白花細簇取近根皮用　唐士周金盤草詩註金盤草生寧江巫山南陵林木中其根一年生一節人採而服可解毒也其詩云今春從南陵得草名金盤金盤有仁性生在林木端根生歲一節食之甘而酸風俗競採掇俾人防急難巴中蛇虺毒解之如走丸巨葉展六出軟幹分長竿搖搖綠玉活裊裊香荷寒世云酷暑月鬱有神物看天之產于此意欲生民安云云味詩意則似今之草八角其性又能解蛇毒也

苦辛溫有毒治麻痺風毒打撲瘀血停積其氣猛悍能開通壅塞痛麻立止虛人慎用

草八角 藥鑑出於潛昌化深山中葉角仰上色黄獨莖一葉五六月開花雙朶成對粉紅色下垂根圓而不長俗名孩兒撑傘百草鏡云草八角高尺許根生疙瘩獨莖一葉入秋開花只有兩朶相對粉紅色又名紅孩兒結子紅色成對如孩兒也其根可以消毒入藥得草本者良而根治癰毒餘功同木八角

按八角金盤有草木二種木本者其葉尖角仰起如盤之狀葉背色黄故曰金盤草本者葉尖角不仰葉背不黄微有分別此藥性

熱力猛有毒咀之味麻雖壯實人亦宜少用服藥後忌魚腥豬羊牛馬等肉犯之令人癲狂惟白萊菔可解入藥用近根皮酒煎服取汗即愈力弱者發戰作吐病亦愈 戚孔昭云木八角之鬚乃麻黄未知確否

鳥不宿

俗名老虎草又名昏樹晚娘棒梗赤長三四尺本有刺開黄花成穗其根下蟲治風毒流注神效

綱目有楤木名鵲不踏與此别

性熱追風定痛有透骨之妙治風毒流注風痺跌打勞怯合保生

丸治虛勞如神下胎催生

濟世良方婦人將産時以烏不宿莖葉剉碎一大把加甘草一錢酒水各半煎一大鍾服之易産且産後無病其葉如杏葉而枝梗有刺鳥不可宿故名又名石米刺

跌撲百草鏡烏不宿根皮鮮者一錢乾者七分加入藥中煎服取汗極妙

難産家寶方烏不停葉一兩甘草五錢好酒二碗煎一碗或一次二次服即産

敏按救生苦海云茨梧桐又名晚娘棒多生山塢最高者四尺許

皮色如桑細者大如大指老者大如甘蔗若根曲而皮色紫者非
也取根去泥剝其白皮擣汁用二鍾加米醋一鍾清水半鍾和勻
口中噙咽可治雙單蛾若喉閉用鵝毛攪之即開噙咽如前吐出
痰涎三四碗即能飲食如常此乃以色紫者為非晚娘棒或同名
而物異耶存以備攷
汪連仕采藥書烏不宿又名烏不踏又名刺根白皮性溫行血追
風治紫雲風大麻風筋骨疼痛

破布葉

廣東通志從肇慶新橋而上人烟寥落山路多岐乃三縣交界之

區舟人及此險地卽燃夢香客皆酣臥昏迷遂被啓鑰易貲財以礫塊封識宛然若枕間置水一盂則迷藥皆渙散矣又有藥名破布葉可解行者歌曰身無破布葉莫上夢香船按廣志註夢香船中以胡蔓草合香焚之人卽迷悶

解夢香毒能醒迷

肇慶志破布葉出陽江陽春恩平狀如掌如綠嶺南舟人多用香烟及毒水迷悶過客以此草煎湯服之立解

天成沙

生蘇木中劈破取之但難得須囑染坊陸續收存不拘多少入藥

用
治辛心痛救生苦海以天成沙溫酒和服治心痛神效

淡竹殼

此乃淡竹嫩時所苞籜解下者是綱目竹條止載慈竹籜而淡竹畧焉不知其性能去目翳功同熊膽故為補之

此君丹治翳一草亭眼科方用淡竹殼不拘多少以布拭去毛燒灰存性每藥一錢加麝香三五釐同擂細末點在翳上最妙

桃絲竹二黃

李氏草秘諸癰瘡痘疔爛久不愈用桃絲竹刮取二黃為末敷之

消痰火煎服功同淡竹茹

王安采藥方治發背不長肉取桃竹茹作餅貼之

血崩取竹青炒末水調服

桃竹笋 治六畜瘡癰內疽煎湯洗之即絕白濁煎服即愈

桃竹笋殼 治楊梅瘡煅灰酒調服

竹衣

此乃金竹內衣膜劈竹取鮮者入藥

治喉啞勞嗽 張景岳古方因陣治一切勞瘵痰嗽聲啞不出難治者服之神效用鮮竹衣一錢如彈子大一丸即金竹青皮也刮

取之竹瀝卽取金竹燒取麦冬二錢甘草橘紅各五分白茯苓桔
梗各一錢杏仁七粒去皮尖研水一鍾半加竹葉十四片煎七分
竹瀝一杯和勻服

枸橘

今之臭橘山野甚多實小殼薄枝多刺而實臭人多棄之綱目枸
橘條下葉刺核樹皮俱收而其實獨畧葉天士家抄本草有主治
特錄出補之入藥陳者佳　橘錄枸橘色青氣香烈小者似枳實
大者似枳殼近時難得枳實人多植枸橘于籬落間取其實剖乾
之以和藥味與商州之枳幾逼真矣療子癰及疝氣俱取整個枸

橘煅存性研末陳酒送服解酒毒逢原胃脘結痛取枸橘實煅存性酒服方寸匕内傷諸痛以實醋浸熬膏貼須久貼方不復發以其力能破氣散熱也

葉底紅

乃小本也生山土長不過一二尺葉如石楠四月生蕊五六朶成簇垂如芝麻鈴樣花作青白色六七月結小子如天竺子霜後色紅儼如天竺子而大俗呼矮脚樟以其似樟葉而本短也山人每掘之入市售作盆玩又名葉下紅

治吐血一楊春涯經驗方葉底紅即矮脚樟用二兩洗淨木搥搗

爛豬肺一個洗血淨將葉入肺管内河井水各三碗煮爛五更去葉連湯食之一二次即愈多食絶後患

李氏草秘葉下紅一名平地木長五六寸莖圓葉下生紅子生山隰等處搗汁沖酒服半碗治偏墜屢效

陶殿元語予云某撫軍得宮傳秘方治吐血勞傷怯證垂危久嗽成勞無不立愈曾經試驗多人用平地木葉乾者三錢豬肺連心一具水洗淨用白湯焯過以瓦片挑開肺管將葉包裹麻線縛好再入水煮熟先吃肺湯然後去藥食肺若嫌味淡以清醬蘸食食一肺後病勢自減食三肺無不愈者但所用之平地木與葉下紅

有別或一類相同其性本通耶

山西柏油 松油附

其色黑若紫者係此油脚也其氣若松香竹箸挑之懸絲不斷者真

殺壁蝨凡人家牀几板壁患此者以油滴縫內其蝨盡死又搽禿瘡

治癬 集驗良方 真柏油四兩黃蠟一兩雄豬膽一個斑毛三錢川椒去目並閉口者三錢先將斑毛川椒二味研末聽用次將生柏油入砂鍋內熬極熟似有生烟之狀後將蠟入油內熔化之再

將豬膽汁傾入即離火將斑毛川椒二味半拌入用竹筋急急攪匀將藥放在滾水盆上浸三日去火毒然後入磁礶內封固聽用

又方經驗廣集真柏油真香油各二兩同熬成膏搽上如神此方活人書治頭面耳上黃水瘡之方

治諸般癬多年近日癬毒生柏油一瓶塗患處然後用年老枯桑柴火熏烤內有毒蟲即死待好即止如一次不瘳再熏即愈

又癬方經驗廣集真柏油調輕粉塗上起泡泡消即愈

治狗癬疹同壽錄用柏油不拘多少鐵杓內熬次下鵓鴿糞雞糞同和加香油少許擦之

赤遊丹醫林集秘蜒蚰十條土蛛窠五六個出草屋老壁內柏油舊漆器上

刮下漆少許共搗以柏油調塗患處立愈

松油　其取油法以有油老松柴截二三寸長劈如燈心粗用麻線紮把如茶杯口大再用水盆一個內盛水半盆以碗一隻坐于水盆內用蓆一塊蓋于碗上挖一孔如錢大再以紮好松把直豎放于蓆孔中間以火點著少時再以爐灰週圍上下蓋緊勿令走烟如走烟其油則無候溫養一二時其油盡滴碗內去灰蓆取出聽用一名瀝油

治疥瘡久遠不愈百藥不效以此油新浴後擦之或加白礬末少許和擦更妙

茶油 枯餅 杉木油附

乃梣樹子油也豫省閩粵皆食茶油而不知為梣樹子油俗呼茶油實非茶子之油也煎熬不熟食之令人瀉味甘性涼氣腥色綠潤腸清胃殺蟲解毒不宜生食燃燈益目抹髮解膩

枯餅 藥性考云能浣衣除垢最潔燒灰敷瘡亦可下積洗風瘙癢可用皮

杉木油 經驗廣集有取杉木油法用紙糊碗面以杉木屑堆碗上取炭火放屑頂燒著少時火將近紙即用鐵筯抹去燒數次開碗

看即有油汁在碗内

治一切頑癬先用穿山甲刮破用羊毛軟筆蘸油塗上甚加疼痛停半日再塗癬自結痂而愈如已破者不必刮癬藥極多都不及此真神方也

茶樹根 爛茶葉 經霜老茶葉

綱目茶子茶油俱載惟茶根及爛茶葉經霜老茶葉未收用故補之

口爛救生苦海茶樹根煎湯代茶不時飲味最苦食之立效

爛茶葉 此乃泡過殘茶積存磁礶内如若乾燥以殘茶汁添入

愈久愈妙

治無名腫毒犬咬及火燒成瘡俱效如神搗爛似泥敷之乾則以茶汁潤濕抹去再換敷五六次全愈救生苦海

痘毒家寶方用泡過茶葉曬乾為末五棓子各等分雞子清調敷

諸毒努肉不退保和堂秘方硫黃研細末敷上即退再用後收口藥以爛茶葉五錢烏梅三個燒灰共為末敷上即收

經霜老茶葉

治羊癲瘋家寶方用一兩為末同生明礬五錢為細末水法丸硃砂為衣每服三錢白滚湯送下三服全愈

好吃茶葉家寶方即以茶葉入肉汁湯內飯鍋上蒸吃二三次即

不喜吃

雨前茶

產杭州之龍井者佳蓮心第一旗鎗次之土人于穀雨前採撮成茗故名三年外陳者入藥新者有火氣

清咽喉明目補元氣益心神通七竅性寒而不烈以其味甘益土消而不峻以其得先春之氣消宿食下氣去噫氣清六經火

下疳外科全書雨前茶麻黃各一錢五分用連四紙方七寸許用鉛粉錢半擦紙上鋪前二藥捲作筒子火灼存性研細加冰片一分研勻用之 偏正頭風醫方集聽升麻六錢生地五錢雨前茶

四錢黃芩一錢黃連一錢水煎服　又治頭風百發百中赤白首烏各一兩真川芎一兩藁本二錢細辛一錢蘇葉一錢此散邪方也風寒甚者可加川羌活川烏服此以散邪不愈便進後方真雨前茶四錢赤白首烏各二錢北細辛四分米仁一錢五分炒牛膝八分大川芎一錢五分甘草五分煎藥時令病者以鼻引藥氣服後宜密室避風至重者四帖全愈加金銀花二錢更效若生過楊梅瘡者加土茯苓四兩煎湯煎藥

肚脹集聽凡人肚脹不思飲食用五虎湯治之核桃川芎紫蘇雨前茶以上藥先煎煎好時加老董砂糖在湯内服

三陰瘧集聽真雨前茶三錢胡桃肉五錢

敲碎川芎五分寒多加胡椒三分未發前入茶壺內以滾水沖泡乘熱頻頻服之吃到臨發時不可住不論新久諸瘧慈航活人書白芥子一兩炒為末雨前茶和服一撮瘧久者二次即愈遠年痢鳳聯堂驗方臭椿皮一兩五錢雨前茶錢半扁柏葉二錢五分烏梅棗頭各二枚酒水各一碗煎好緩緩服恐泛　五色痢慈惠編陳年年糕陳雨前茶氷糖茉莉花共煎湯一盞服之立愈消痰止嗽膏米白糖一斤豬板油四兩雨前茶二兩水四碗先將茶葉煎至二碗半再將板油去膜切碎連苦茶米糖同下熬化聽用白滾湯沖數匙服之　治痞醫學指南蜈蚣一條用頂好細茶

煎服以身癢為度　又家寶方治痞陳雨前茶一兩枳殼三錢水煎渣再煎次日服　傷寒無汗彙集用白糖雨前茶入水熬數沸服下汗出即愈加生薑又治紅白痢疾陳氏筆記療豬癲羊兒瘋用晉礬一斤為末茶汁米飲為丸每服四十九丸發日前二服茶送下　風痰癇疾醫學指南生白礬一兩細茶五錢為末蜜丸桐子大一歲十九茶湯下大人五十九久服痰自大便中出斷病根　風沿爛皮眼科要覽甘石童便淬七次黃連汁淬七次雨前茶淬七次出火氣入冰麝研勻點　頭風滿頭作痛家寶方川芎七錢明天麻三錢雨前茶一錢酒一碗煎六分渣再用酒一碗煎

四五分晚服過夜即愈　楊梅瘡家寶方雄黃四兩雨前茶四兩生芝麻四兩共為細末黃米磨粉糊為丸桐子大每早白湯下三錢　上清丸蘇薄荷二兩雨前茶白硼砂七錢烏梅肉貝母訶子各三錢氷片三分煉蜜為丸　風寒無汗發熱頭痛者用核桃肉葱白雨前茶生薑等分水一鍾煎七分熱服覆衣取汗　氣虛頭痛不藥良方用上春茶末調成膏置瓦盞内覆轉以巴豆四十粒作二次燒烟熏之曬乾擂細每服一分別入好茶末食後滾白湯服之立愈　肩背筋骨痛醫學指南槐子核桃肉細茶葉脂麻各五錢入磁礶内水二碗熬一半熱服神效　五虎湯治外邪在表

無汗而喘者麻黃三錢杏仁去皮尖三錢石膏五錢甘草一錢細茶一撮有痰加二陳湯生薑葱白水煎熱服加桑白皮一錢尤效醫學指南

普洱茶

出雲南普洱府成團有大中小三等 雲南志普洱山在車里軍民宣慰司北其上產茶性溫味香名普洱茶 南詔備考普洱府出茶產攸樂革登倚邦莽枝蠻耑慢撒六茶山而以倚邦蠻耑者味較勝

味苦性刻解油膩牛羊毒虛人禁用 又云苦澀逐痰下氣刮腸

通泄

按普洱茶大者一團五斤如人頭式名人頭茶每年入貢民間不易得也有偽作者名川茶乃川省與滇南交界處土人所造其餅不堅色亦黃不如普洱清香獨絕也普洱茶膏黑如漆醒酒第一綠色者更佳消食化痰清胃生津功力尤大也物理小識普雨茶蒸之成團狗西番市之最能化物與六安同按普雨即普洱也

普洱茶作膏能治百病如肚脹受寒用薑湯發散出汗即愈　口破喉爛受熱疼痛用五分含口過夜即愈　受暑擦破皮血者研敷立愈　悶瘄百草鏡云此證有三一風閉二食閉三火閉惟風

研茶　龍脊茶　安化茶

閑最險凡不拘何閑用茹梗伏月採風乾房中焚之內用普洱茶二錢煎服少頃盡出費容齋子患此已黑黯不治得此方試效

研茶

粵志東莞人以芝麻諸油雜茶葉煮煎而成之去風濕解除食積療飢

龍脊茶

出廣西亦造成磚除瘴解毒治赤白痢

安化茶

出湖南粗梗大葉須以水煎或滾湯沖入壺內再以火溫之始出味其色濃黑味苦中帶甘食之清神和胃

性溫味苦微甘下隔氣消滯去寒澼

湘潭縣志茶譜有潭州鐵色茶即安化茶也今京師皆稱潭茶

雪茶

出滇南色白久則色微黃以盞烹瀹清香迥勝形似蓮心但作玉芽色耳

葉平菴仲云雪茶出麗江府屬山中雪地所產色白味甘性大溫祛寒疾如神

甘苦性溫治胃氣積痛療痢如神

敏按雪茶出雲南永善縣其地山高積雪入夏不消雪中生此本非茶類乃天生一種草芽土人采得炒焙以其似茶故名其色白故曰雪茶己亥臘過餘杭往訪劉挹清少府啜雪茶云帶自雲南茶片皆自筒子如蜜筒菊蕊辮樣詢所主治因言此茶大能煖胃凡嚴寒氷沍時啜一盞滿腹如火若患癆損及失血過多之人腹胃必寒最忌食茶惟此茶不忌乃相與烹瀹食之果入腹溫煖味亦苦冽香美較他茶更厚

大觀茶論白茶自為一種與常茶不同其條數闡其葉瑩薄崖林之間偶然生出非人力所可致有者不過四五家生者不過一二

株所造止于二三銙而已芽英不多尤難蒸焙湯火一失則已變而為常品須製造精微運度得宜則表裏昭徹如玉之在璞它無與論也東溪試茶錄白葉茶民間大重出于近歲地不以山之遠近發不以社之先後芽葉如紙民間以為茶瑞

武夷茶

出福建崇安其茶色黑而味酸最消食下氣醒脾解酒單杜可云諸茶皆性寒胃弱者食之多停飲惟武夷茶性溫不傷胃凡茶澼停飲者宜之

治休息痢。救生苦海烏梅肉武夷茶乾薑為丸服

松蘿茶

産徽州本經逢原云徽州松蘿專于化食　秋燈叢話北賈某貿易江南善食豬首兼數人之量有精于岐黄者見之問其僕曰每餐如是已十有餘年矣醫者曰病將作凡藥不能治也俟其歸尾之北上將以為奇貨久之無恙復細詢前僕曰主人食後必滿飲松蘿數甌醫爽然曰此毒惟松蘿可解悵然而返　姚希周經驗方云凡患眼醫服羊肝者忌服松蘿茶以沙苑蒺藜煎湯代茶

病後大便不通吳興錢守和慈惠小編用松蘿茶葉三錢水白糖半鍾先煎滾入水碗半同茶葉煎至一碗服之即通神效

消積滯油膩清火下氣除痰

治頑瘡不收口或觸穢不收口梁氏集驗上好松蘿茶一撮先水漱將茶葉嚼爛敷瘡上一夜次日揭下再用人參細末拌油胭脂塗在瘡上二三日即愈

羊兒瘋集效方好松蘿茶末八兩生礬末四兩米粥搗為丸臨發日清晨及常日各服三錢米湯下

水臌氣臌彙集服此藥不忌鹽醬一服立消活魚一尾重七八兩去鱗甲將肚剖開去腸淨入好黑礬五分松蘿茶三錢男子用蒜八辦女七辦共入魚腹內放在磁器中令病人吃魚連茶蒜皆食更妙從魚頭吃起就從頭上消起如從魚尾吃起即從腳上消起立

效　繡毬風活人書五棓子炒松蘿茶各五錢研末茶和敷黄病劉羽儀驗方生芝麻八合好松蘿五合砂仁二合以上三味先將芝麻研細再另將茶葉烘脆研再將砂仁研各為細末和勻每日常服如年久病深者服到黄退乃止如因好食茶葉成黄者此方不可用　一切頭風兼熱者王站柱不藥良方蓽茇為細末用豬胆汁拌過搐鼻中作嚏立愈如兼濕者以瓜蒂松蘿茶為末搐鼻中出黄水立愈　治五瘤醫學指南破結散用海蛤通草昆布海藻洗膽草枯礬松蘿茶各三分半夏貝母各二分麥麯四分為末酒調服日三次忌鯽魚豬肉　治痢疾神方核桃五個帶殼敲

碎松蘿茶生薑糖各三錢用水三盞煎如紅痢用紅糖如白痢用白糖如紅白相兼紅白糖各錢半煎服重者連渣服　五臟驗方松蘿茶研末雞毛管炒研各等分每服二錢白湯下二十服全愈忌鹽百日　半身不遂秘方集驗白糖槐豆子化皮紅谷子松蘿茶各五錢水三鍾煎一鍾服出汗即愈十日後方可出門　小兒牙疳同壽錄松蘿茶花椒去目烏龍尾食鹽各一錢童便一鍾水一鍾煎湯漱口口內含之不可咽下　白濁古今良方車前草五六棵陳松蘿茶一二錢燈心一二十根三味煎服止後宜服水陸二仙丸以固之　除瘟救苦丹專治一切瘟疫時證傷寒感冒不

論已傳未傳百發百中有力者宜修合以濟人陰德最大李炳文經驗廣集天麻麻黄松蘿茶菉豆粉各一兩二錢雄黄硃砂甘草各八錢生大黄二兩共為細末煉蜜為丸彈子大收磁器内勿令洩氣遇證大人每服一丸小兒半丸涼水調服出汗即愈重者連進二服未汗之時切不可飲熱湯食熱物汗出之後不忌

治爛眼皮種福堂方用挂金燈淨殼每殼一個摻入研細透明綠膽礬二釐或用殼十個或二十個裝套好外用淨黄泥包裹好勿洩氣炭火煅至中間殼將成黑灰存性放地上用碗蓋熄火將中間灰研細包好放土地上一夜出火毒每用灰少許放在茶杯内以冷

松蘿茶浸之用薄棉紙蓋在茶面上將此水洗眼皮每日五六次二三日即愈 烏鬚方吉雲旅抄王守副家傳烏鬚藥甚驗用五棓子二錢皂礬四分八釐青鹽六分紫銅末一分五釐榆香末六分松蘿茶三錢共為末蒸透用

普陀茶

定海縣志定海之茶多山谷野產又不善製故香味不及園茶之美五月時重抽者曰二烏苦澁不堪產普陀山者入藥不可多得

治肺癰血痢

江西岕片 羅岕附

宦遊筆記出贛州府寧都縣製法與江南之岕片異茶疏岕片不炒甑蒸熟然後烘焙此指江南者言耳出江西者大葉多梗但生曬不經火氣槍葉舒暢清鮮可愛其性最消導貯飯一甌以茶泡之經半日飯不加漲而消少許故飽食者宜飲此茶別有一種極細炒岕乃採之他山炒焙以欺好奇者反非真然則茶亦不可以貌取也花鏡岕片産吳興似茶而實非茶種

味苦性刻利消宿食降火利痰虛人禁用以其能峻伐生氣

羅岕　茶疏長興羅岕疑即古人顧渚紫筍也介於山中謂之岕羅氏隱焉故名羅西吳支乘湖人于茗不數顧渚而數羅岕顧渚之

佳者其風味已遜龍井岕稍清雋然葉粗而作草氣嘉靖長興志
羅蠏在互通山西土地廟後產茶最佳吳人珍重之凡茶以初生
雨前者佳惟羅岕立夏開園梗粗葉厚微有蕭箬之氣還是夏前
六七日如雀舌者最不易得然廟後山西向故只稱佳總不如洞
山南向獨受陽氣專稱仙品只數十畝而已凡茶產平地多受土
氣故其質濁羅茗產高山巖石純是風露清虛之氣故可尚
味甘氣香性平滌痰清肺除煩消臌脹
長物志云茶浙之長興者佳價亦甚高今所最重荊溪稍下採茶
不必太細細則芽初萌而味欠足不必太青青則茶已老而味欠

嫩惟帶葉綠色而團厚者為上不宜以日曬炭火焙過扇冷以箬葉襯罌貯高處蓋茶最喜溫燥而忌冷濕也

治咳嗽秘方　醫學指南用川貝母茶葉各一錢米糖三錢共為末滾湯下

六安茶

張處士逢原云此茶能清骨髓中熱陳久者良

年希堯經驗方有異傳終身不出天花法用金銀花揀淨七兩六安茶真正多年陳者三兩共為粗末沖湯代茶每日飲數次終身不出天花雖出亦稀極驗　千金不易方稀痘丹用新抛羊屎一

粒六安茶一錢甘草節二分燈心廿七寸赤黑綠豆各二十一粒珍珠一分銀簪一枝洗淨油氣水二碗煎八分溫服　太上五神茶經驗廣集治傷風咳嗽發熱頭疼傷食吐瀉陳細六安茶一斤山查蒸熟麥芽紫蘇陳皮厚朴乾薑俱炒各四兩磨末磁器收貯高燥處大人每服三錢小兒一錢感冒風寒葱薑湯下内傷薑湯下水瀉痢疾加薑水煎露一宿次早空心溫服　消疽膏廣集治一切疽仙方松香官粉細六安茶各三錢草麻仁去皮四十九粒為末先將草蘇搗爛然後用藥末搗成膏如乾少加麻油搗勻攤青布上貼患處再以棉紙大些蓋好紮住七日全愈

水沙連茶　紅毛茶　角刺茶

水沙連茶
産臺灣在深山中衆木蔽蔭霧露濛溶晨曦晚焰總不能及色綠如松蘿每年通事于各番議明入山焙製性極寒療熱證最效能發痘

紅毛茶
臺灣志草屬也黃花五瓣葉如瓜子亦五瓣根如藤刨取曬乾或遇時氣不快熬茶飲之即愈治時氣腹脹或悶鬱不舒

角刺茶

出徽州土人二三月採茶時兼採十大功勞葉俗名老鼠葉葉曰苦丁和匀同炒焙成茶貨與尼菴轉售富家婦女云婦人服之終身不孕為斷産第一妙藥也

味甘苦極香兼能逐風活血絕孕如神

欒茶

范石湖集脩江出欒茶蓋石楠樹葉也毛文錫茶譜云湘人四月采楊桐汁作飯則必采石楠芽作茶乃能去風

治頭風

雲芝茶

宦遊筆記山東蒙山在蒙陰縣城南三十里高二十里許周圍約三百餘里產茶曰雲芝茶土人售于市曰蒙山茶然絶非茶類乃山石中所生石衣如苔蘚之屬土人掬而沃之冒登茗荈　五雜俎蒙山在蜀雅州其中峯頂尤極險穢蛇虺虎狼所居得採其茶可蠲百病今山東人以蒙陰山下石衣為茶當之非矣然蒙陰茶性亦冷可治胃熱之病

性寒能消積滯綱目有石蕊云性溫不言消積滯

紅花茶

出粵西似紅花嫩苗為之土人製以贈客宋鄒道鄉有詩

消膈滯宿食辟烟嵐瘴氣

烏藥茶

出東莞以芝麻藷油雜茶為汁煑之

去風濕破食積療肌

瀘茶

四川通志瀘州出通呼為瀘茶

味辛性熱飲之可以療飢

瘟茶

閩志出福寧府

治瘟

樂山茶

茶譜鄂州樂山出茶黑色如韭　又云出鄂州東山名東山茶色黑如韭性與韭相反食之已頭痛

鍛樹皮

本草補泰西有鍛樹呂宋亦有之其色紅狀如杜仲初因人取樹皮包切肉數臠抵家合成一片始知其皮能合肉接骨也因名曰鍛樹本草今參條下所載椴木音賈而此鍛音斷不同或係二種

當與有識者辨之敵桉椵葉與烏血桕相似而大如團扇有鉅齒初生時可裹餅蒸食霜後鮮赤若丹楓照耀巖谷其皮柔韌如麻皮烏喇之人采以治繩作魚網入水不濡又可為烏鎗火繩中國所無也

治折傷胎疝一切損傷肉破骨斷取皮搗碎煎酒服又以渣敷患處完好如初幼兒患疝由于胎中得者此因皮膜開裂腸入腎囊疼痛難忍亦能戕命此葉久貼皮膜裂處自然復合永無患矣但非幼童之年則不可治方用鍛樹皮或搗爛或削片以油潤濕青布上貼患處外以布牢繫腰間或半年三個月方愈